明日この世を去るとしても、
今日の花に水をあげなさい

樋野興夫

GENTOSHA

JN229984

# はじめに

がんになると、多くの人が自らの「死」を意識し始めます。そしてそのうちの約3割の方がうつ的な症状を呈します。がんになったことで生きる希望を失ったり、生きる意味が見出《みいだ》せなくなったりし、うつ的な状態に陥ってしまうのです。

うつといってもうつ病ではありませんので、薬で治すことはできません。励ましや応援の言葉も有効ですが、残念ながら一時的なものに過ぎません。言われた直後は心が前向きになり、元気が出たように感じるかもしれませんが、自宅に戻って一人になるとまた不安や恐怖に襲われます。

うつ的な症状を解消するには、患者さんの思考そのものを前向きに変えてあげる必要があります。そのきっかけとなるのが「言葉の処方箋」であり、人間の根源に触れる問いかけです。

## がん哲学外来の誕生

2008年1月、医師とがん患者の隙間《すきま》を埋めるための試みをスタートさせました。がん哲学外来です。

「医師と患者が対等の立場でがんについて語り合う場」として、試験的に特別外来を開設することにしたのです。場所は、順天堂大学医学部の附属病院。提唱者は私、順天堂大学医学部で病理・腫瘍《しゆよう》学の教授を務める病理学者です。

私たち病理学者は、外来に出る臨床医とは違い、患者さんにお会いすることはまずありません。研究室でがん細胞を観察したり、亡くなられた方の病理解剖(遺体を解剖して死に至った原因を解明する)を行うのが主な仕事です。

そんな私が研究室を飛び出して始めたのががん哲学外来です。

がん哲学外来では「暇げな風貌」をした私が、患者さんやそのご家族に「偉大なるお節介」をやきます。私と患者さんの間にあるのは、お茶とお菓子だけ。そこにはカルテも聴診器も紙もペンも存在しません。

面談中は一人の医者としてではなく、専門的知識を持った一人の人間として患者さんと向き合います。

面談にかける時間は30分から1時間程度。患者さんが「こんなに時間を割いてもらって大丈夫？」と心配になるぐらいたっぷりの時間を取っています。

「暇げな風貌」と「偉大なるお節介」がいかなるものか、詳細については本文に譲りますが、現在の医療現場に決定的に欠けていると思われるのがこの二つです。

がん哲学外来では、薬を処方したり、医学的な治療は一切しません。その代わり、面談に来られた患者さん一人ひとりに「言葉の処方箋」をお出しします。

処方箋は患者さんの状態によって違ってきます。風邪、高血圧、糖尿病など病気によって薬が違うように、言葉の処方箋も患者さんの症状の数だけあります。

## 命よりも大切なものがある

本書のタイトル「明日この世を去るとしても、今日の花に水をあげなさい」もその一つです。これはマルティン・ルター（ドイツの神学者・牧師）の言葉を私風にアレンジしたもので、そこには次のような意味が込められています。

「命よりも大切なものはない。命が一番大事」とは考えないほうがいい。

命が尊いことは確かですが、「自分の命よりも大切なものがある」と思ったほうが、私たちは幸せな人生を送ることができるようです。

「命が何よりも大切」と考えてしまうと、死はネガティブなもの（命の敵）になり、あるときを境に死におびえて生きることになります。

命よりも大切なものを見つけるために、自分以外のもの、内から外に関心を向けてください。あなたに与えられた人生の役割や使命が見えてくるでしょう。

そうして見つけた役割や使命を人生最後の瞬間までまっとうする。つまり、明日この世を去るとしても、今日の花に水をあげるのです。

私たちには一人ひとりに与えられた役割や使命があります。たとえばそれは、家族に優しくすることかもしれません。周囲の人を楽しませたり、元気にしたりすることかもしれません。自分よりも困っている人を助けることかもしれません。あるいはもっと大きなこと、世界を変えるような重大な使命を成し遂げることかもしれません。それは人それぞれです。「これ」といった答えはありません。

人生の役割や使命は自らが見つけ出すもので、私にできるのはそのヒントとなる言葉を贈ることぐらいです。

元気なときや物事がうまくいっているときに、自分の役割や使命について考えることは少ないでしょう。なぜなら考えなくてもうまく生きていけるからです。

ところが大病を患ったり大きな困難に直面したりすると、生き方に迷いが生じます。いままでの人生を振り返って嘆いたり、これからの人生を憂いたりします。

人は目的を失うと弱くなります。生きる意味を見失うともろくなります。

その反対に人生の役割や自分だけの使命を見つけた人は強い。役割や使命感があるかないかで寿命さえ違ってきます。実際に「人間の寿命なんて本人次第でなんとかなる」ことを確信させられる出来事に幾度となく遭遇しました。

がん哲学外来に来られた患者さんは、言葉の処方箋によって一様に元気になって帰られます。自分の中に何か光を見つけたようなすがすがしい顔になって会場を後にされます。これまで、がん哲学外来に来られたときよりも悪くなって帰られた方はいません。副作用ゼロの言葉の処方箋です。

生きていれば、嫌なことやつらいことや困ったことの一つや二つはあるでしょうし、病気にはなっていなくても、それよりも大変な出来事に直面することだってあるでしょう。

そのようなとき、本書で紹介している言葉の処方箋を思い出してください。言葉を持てるとその言葉を軸に物事が考えられるようになります。

私たちは「よい言葉」を持つことでいまよりもずっと楽に生きられるようになります。その言葉を軸にして物事がプラスに考えられるようになります。どの言葉があなたに効くかはわかりませんが、きっと一つや二つはあなたの心に作用して、人生をよりよい方向に導いてくれるでしょう。

あなたには、あなたにしかできないことが必ずあります。それは多くの場合、自分以外のものに目を向けることで見つかります。

明日この世を去るとしても、今日の花に水をあげてください。

# 明日この世を去るとしても、今日の花に水をあげなさい

目次

## 2章　自分の人生を贈り物にする

## 3章　本当に大切なものはゴミ箱の中にある

## 4章 命に期限はありません

## 5章　最後に残るものは、人とのつながり

## 6章　小さな習慣で心が豊かになる

装幀／next door design
装画／坂内 拓
DTP／美創
編集協力／津村 匠

# 1章

# 人生の役割を
# まっとうするまで
# 人は死なない

## 2時間で終わった命にも役割がある

現在、私は順天堂大学医学部で病理・腫瘍学の教授をしています。がん哲学外来の相談役としてご存じの方が多いかもしれませんが、本業は大学に勤務する病理学者です。

医者の仕事は大きく二つに分けられます。外来に出て患者さんを診察する臨床医と研究室にこもって顕微鏡で細胞をのぞく基礎医学者です。私たち病理学者は基礎医学者に含まれます。

臨床医が生きた人と接するのに対して、私たち病理学者は主に亡くなった方々（ご遺体）と接することになります。

いまは指導する立場なので自分ではやりませんが、20代から30代にかけて、たくさんの病理解剖を行ってきました。正確な数字は把握していませんが、300体は超えているでしょう。

人生これからといった若者や生まれて間もない赤ん坊を解剖しなければならないときは、人生のむなしさを感じました。

「いったいこの子は何のために生まれてきたのか？」

若くて未熟だった私には、その答えがわかりませんでした。

遺体から臓器を取り出し、おなかの中が空っぽになった様子を見て、「生きるとはどういうことか？」「死ぬとはどういうことか？」と自問したものです。

人間は、自分の寿命に気づかない生き物です。病理解剖を何度繰り返しても、自分が明日死ぬとは思えない。しかし人間は誰でも必ず死ぬ。その事実がわかっていながらどうしても「明日自分が死ぬ」とは思えません。

元来、人間とはそういう生き物です。

ところががんになると様子が違ってきます。突然、自分の死がリアルに感じられるようになります。実際はがんになっても半数の人は治りますが（発見が3年早ければ7割は治るとされる）、「がん＝死」という図式が頭をよぎります。そして人は、生きる基軸を探し求めるようになります。

「自分は何のために生まれてきたのか」
「残された人生をどう生きたいのか」
「そのために自分は何をすればよいのか」

あるときから私は「死しても生きるとはどういうことか？」を考えるようになりました。「死から生を見つめる」のが私の仕事だったからでしょう。

そして私はこう考えるようになりました。

人間には一人ひとり、その人に与えられた役割や使命がある。たとえ生後2時間で亡くなった赤ん坊であってもそのことに変わりはない。生まれてきたことや、生きていたことが残された者への贈り物となる。

生後2時間で赤ん坊を亡くした両親と10年後に会う機会がありました。そのとき両親は話してくれました。

「あの子が生まれてきたからいまの私たちがあります。あの子の分も楽しく、素敵な人生を送りたいと思っています。

いまでもときどきあの子のことを思い出して二人で話すことがあるんですよ。とても短い人生でしたが、いまではあの子にはあの子なりの役割があったと思っています」

どんなに短い人生であっても生きている限りは一人ひとりに役割がある。大事なことは、それに気づけるかどうかです。

人生の役割についてお話をすると、ときどきこう尋ねられる方がいます。

「先生ご自身の人生における役割は何でしょう。よかったら教えてください」

一言で答えられたらよいのですが、そう簡単ではありません。

たくさんの死に向き合ってきた私ですが、いまだ、日々、自分の役割を求め続けています。生きながら、歩きながら、探し続ける。

それが人生というものではないでしょうか。

マザー・テレサは語っています。

「私は、主のみこころを記すための短い鉛筆です」

彼女の言葉を借りるならば、所詮、人生とは「ちびた鉛筆」です。

田舎町で育った少年の頃、物を大切にする美徳として「ちびた鉛筆」を我慢強く、丁寧に使い、宿題を完成させたものです。

問題は「鉛筆」の長さではなく、鉛筆を使って何を描くか。それが私たち一人ひとりに与えられた役割や使命ではないでしょうか。

# 死について考えることは、人生を見つめ直すきっかけになる。

生きている限り、人には使命がある。
問題は寿命の長さではなく、何をしたか。

# 自分の人生のより所を知る

人は目的を失ったときに弱くなる。

生きる希望を失《な》くした途端にもろくなる。

心が内を向いてしまい、これまで気にならなかったことが、気になって気になって仕方がなくなる。

がんを告知された患者さんの約3割がうつ的な症状を呈します。うつといってもうつ病ではないので、薬で症状を抑えることは難しい。

うつ的症状に陥った人に生きる希望や目的を取り戻してもらうため、がん哲学外来では言葉の処方箋を出しています。

たとえば、

「あなたの居場所はどこですか」

「あなたは何のために存在するのですか」

「どうすれば残された人生を充実させられると思いますか」


自分を見失ってしまった人には、こうした人間の尊厳に触れる言葉をかけます。

調子がいいときは、目を向けることがあまりなかった「自分」という存在の根本（土台）を見つめ直す質問です。

「あなたはどこにいるのですか」

人生の土台を見失うと、すべてが砂上の楼閣となってしまいます。

土台がしっかりしていれば、大雨が降っても、洪水が来ても、大きな地震があっても、きっと持ちこたえられるでしょう。


1回60分の面談で、一人ひとりの土台を見つけ出す手助けをする。それががん哲学外来の大きな役割です。

60分間、取っていますが、時間は重要ではありません。何を問い、どのようにして一人ひとりの心の奥底にあるものを汲《く》み上げるかが大事です。励ましの言葉をかければそのときは元気になるかもしれませんが、それは表面的なものに過ぎません。家に帰って一人になると、寂しさや孤独感が波のように押し寄せてきて、再びうつ的状態に戻ってしまいます。

うつ的症状を解消して心を外に向けさせるには、人類の最初にして最後の問いに向き合っていかないといけません。

それが「自分は何のために生まれてきたのか」です。

「がんになるまでそんなことは一度も考えたことがなかった」という患者さんが言いました。

「人生と向き合うきっかけは、思いがけない形で与えられるものなのですね」

その中には「病気になってよかった」とまでおっしゃる方もいらっしゃいます。

いまからでも遅くありません。あなたの居場所を見つけてください。そして私の敬愛する内村鑑三が自著に書き残したように「この世の中を、私が死ぬときは、私が生まれたときよりも少しなりともよくして逝こうじゃないか」(『後世への最大遺物』より)。

# つらいときこそ、
# 自分と向き合う
# チャンスだと思う。

「自分は何のために生まれてきたのか」を
じっくり考える。

## 「あれもこれも」より「これしかない」で生きる

もし私が、余命宣告を受けたら残された時間で何をするか。

私なら、まずがんであることを受け入れることから始めて、次に人生の優先順位を考えるでしょう。自分にとって本当に大切なものは何かと模索します。

人生において本当に大切なものは少ない。あったとしても一つや二つぐらいのものでしょう。私はその一つ二つに一生懸命になるはずです。

私でなくてもできることは人に任せて、私にしかできないことに専念します。

たいていのことは私でなくてもできます。そうしたものはできるだけ他人に譲ります。すると暇になって、自分にしかできないことに時間をかけられます。

たとえば会社での仕事がそうです。すべてを一人で抱え込んでしまったら、どれだけ時間があっても足りないでしょう。もしあなたに部下がいるなら、部下に任せられるものは任せて、あなたにしかできない仕事に多くの時間を割く。会議だってそうです。自分がいないと成立しない会議には必ず出る。しかし中にはあなたがいなくても困らない会議だってあるはずです。そうした会議には、余裕のあるときだけ出席するようにして、それ以外は他の人間に任せてしまう。

このようにやるべきことを取捨選択していくことで、ギュウギュウに詰まっていたスケジュールにポツリポツリと隙間ができる。隙間、つまり「暇」ができれば、本当に自分がやりたかったことができるようになります。

自分にしかできない役割や使命感を持った人はみな暇そうに見えました。少なくとも、私がこれまでに会ってきた人たちはそうです。

地位や名誉がある人たちだから、本当はやることがたくさんあって忙しい。でもそうした人たちは物事の優先順位を知っているから、すべてを自分でやろうとはせず、そのほとんどを人に任せ、自分にしかできないことだけをやる。

だから忙しいのに暇そうに見えた。いわゆる「暇げ」な風貌をしていた。

昔の偉い人はみなそうでした。あれもこれもじゃない。これしかない人生。

何でもかんでも「自分が、自分が」という生き方には品性が感じられません。

出雲《いずも》大社の土産物《みやげ》で偶然見つけた『つもりちがい十か条』にこうありました。

「少ないつもりで多いのがムダ」

確かに私たちの日々の生活を振り返ると、「少ないつもりで多いのがムダ」の現実性を痛感します。

人生は「あれもこれも」より「これしかない」がいい。

「余人をもって代え難し」な生き方をしたいものです。

# 自分にしかできないことは
# 案外少ない。
# それに全力を傾ける。

何でも「自分が、自分が」をやめて
ほとんどを人に任せる。
そうすることで品性が生まれる。

# 人生は1周遅れぐらいがちょうどいい

人生なんて相対的なものです。誰が先頭を走っているかなんて傍目《はため》にはわかりませんん。たとえ1周遅れになったとしても、ある人から見たら、案外、あなたが先頭を切って走っているように見えているのかもしれません。

私は子どもの頃から足が遅かったので、マラソンではいつもトップから周回遅れでした。当時は悔しく恥ずかしい思いをしましたが、いま振り返ると「人生は1周遅れぐらいのほうがちょうどいい。ゆっくり走ると、ゆとりが生まれる。人生はゆとりを持って品性を保ちながら走り続けることが大切」と感じます。

トップでゴールできればそれは確かにすばらしい。しかし、トップの人にだけ価値があって、ビリの人には価値がないかというと決してそうではない。ビリでゴールした人にもトップとはまた違った価値がある。周回遅れになっても、最後まであきらめずに走り終えた人の姿に私たちは感動したり、勇気づけられたりします。周回遅れの人にも周回遅れなりの責任があるのです。

私はそれを「1周遅れの先頭の責務」と呼んでいます。

病気になって人に遅れを取ってしまったからといって焦《あせ》らなくてもいい。

失敗して無駄な時間を使ってしまったからといって焦らなくてもいい。

うまくできないからといって焦らなくてもいい。

むしろゆとりを持って、品性を保ちながらやり続けることが大事です。

人生は相対的です。息を切らして必死の形相で先頭を走るよりも、鼻歌を歌いながら1周遅れぐらいがちょうどいいんです。

## 一等にもビリにも
## それぞれに違った
## 価値がある。

周回遅れになっても、
最後まで走り切った姿に人は感動する。
走り続けることが大事。

# ダメなところを認めれば、何ができるかわかる

あなたにはダメなところがある。いいところもある。

ダメなところばかりではないし、いいところばかりというわけでもない。

まず、そのことを覚えておいてください。

人間はみなそれぞれ違っています。顔が違う、声が違う、性格が違う、短所も長所も違う。そういう意味では、私たちは平等ではありません。

最近、子どもたちの運動会で順位をつけないという話を聞きますが、これは平等の意味を取り違えているように思えます。

本当の平等とは、相手の能力を認めることから始まります。自分ができないことを相手ができたら、その能力を認めてあげる。その逆にあなたにできて相手に

できないことがあったら、そこは相手に認めてもらう。

これが本当の平等です。

1位は1位、2位は2位、ビリはビリという社会でなければいけません。順位をつけることが相手の能力を認めることにつながり、ひいては自分自身を認めることになります。相手を認められない人は自分のことも認められません。つまり自信が持てない人です。


相手を認めるように、自分のダメな部分を認めることができれば、自分には何ができて、何ができないかがわかってきます。それがあなたの役割や使命につながっていきます。

私たちは一人ひとりに役割や使命が与えられています。その意味で人はみな平等です。しかし、どんな役割や使命を担っているかは人それぞれです。そこではみな平等ではありません。

# 順位をつけるからこそ、平等になる。

どんな役割や使命が
与えられているかは、人それぞれ。
何ができて、何ができないかを
認めることが大事。

## 「何をするか」よりも、「どうあるか」

長年連れ添ってきた妻ががんで入院。これまで妻をアゴで使ってきた夫は、妻の体調を気づかうものの、いたわりの言葉や優しい言葉がかけられない。夫はそのことに苦しみ、「先生、どうしたらいいでしょう」と私に相談を持ちかけてきました。私は答えました。

「何も言わなくてもいい。ただ黙って奥さんのそばにいてあげなさい。いまはそれだけで十分です」

夫は黙ってうなずきました。私たちのやりとりを近くで見ていた奥さんは何も言わずに大粒の涙を流しました。

何かやらなければいけないことはわかっているのに、何をしてよいのかわからない。こうしたほうがいいとわかっているのに、ためらう気持ちがあってなかなか踏み切れない。

長年一緒に暮らしてきた夫婦だからできないこともあるでしょう。

そのようなときは、何も言わずに黙ってそばについてあげればいい。

時間と空間をただ共有するだけでも価値のあることです。困っている人には、それだけでも十分にありがたいことなのです。


がんで療養中の高齢の女性。いつも明るい彼女がふと本音をもらしました。

「家族には迷惑をかけたくない、ずっとそう思ってがんばってきました。それなのに寝たきりになってしまって、みんなに迷惑をかけるばかりです。先生、早く私をあの世に送ってください」

そんな彼女のもとには頻繁に見舞い客が訪れます。

先日は孫娘が「おばあちゃん」とやってきました。彼女は、孫の洋服を見て

「今日もかわいいかっこうをしているね」と明るく声をかけます。

すると孫は「かわいいでしょう。自分でアルバイトをして買ったんだよ」と笑顔で答えます。

私は二人のやりとりを見て、あとで彼女にこう伝えました。

「たとえ寝たきりであっても、あなたには十分に生きている価値がある。あなたの存在、優しい笑顔、思いやりのある言葉がお見舞いに来てくれた人たちを勇気づけたり、明るい気分にしたりしているではないですか」

あなたは、ただそこにいるだけで価値ある存在なのです。

「何かなす（to do）前に、何かである（to be）ということを考えよ。それが先生（新渡戸稲造《にとべいなぞう》）の一番大事な考えであったと思います」（政治学者、戦後初の東京大学総長・南原繁《なんばらしげる》）

「to do」よりも「to be」を大事にする。

人生には「何をするか」よりも「どうあるか」が問われる瞬間があります。

# 何もしなくていい。
# 黙ってそばにいるだけで
# 相手の心は満たされる。

無理に何かをやる必要はない。
あなたは、ただそこにいるだけで
価値ある存在なのです。

# 人と比べるから悩みが生まれる

私たちは小さい頃から人と比較しながら生きています。仕事、収入、学歴、容姿、家柄……。人と比べてしまうから悩みごとは尽きません。

みんな、人との比較で悩んでいます。

がん哲学外来にやってくる人の中には、病気になったことで仕事を干されたり、職場を替えられたりして、生きる目的をなくしてしまった人たちがいます。

そうした人たちに私は言います。

「仕事は暇なほうがいいんだよ。どんな仕事であっても、どんな職場であっても、衣食住が足りていればいいじゃないですか。生活していけるだけの給料がいただければそれでいいんですよ」

するとみなさんおっしゃいます。

「それでは私の存在意義がありません。私は昔と同じように働きたいのです。もうあのときの自分には戻れないのでしょうか」

病気になる前の自分を「最高の自分」と思い、いまの自分と比較しているのです。

人と比べて一喜一憂してしまうのは、人生の役割が見つかっていないからでしょう。自分の役割や使命がわかれば人と比べることはなくなります。「余人をもって代え難し」なことをしているわけですから、人と比べようがないのです。

この世に生を享け、大人に成長して、最後は死ぬ。こうした成長のプロセスに目を向けるとその度合いを人と比べてしまいます。

私は病理学者ですから、これまでにたくさんのご遺体と向き合ってきました。だから、人とは少し違った見方ができます。

死から人生を見つめ直してみると、人との比較なんてどうでもいいことに思えてきます。あの人よりもお金があるから、あの人よりも偉くなったから、あの人よりも有名になったから、これらのことが死の前にどれほどの価値を持つのでしょうか。ご遺体を前にして感じることは、「いったいこの人の人生は何だったのだろうか?」「自分らしく生きられたのだろうか?」「自分の役割をまっとうすることはできたのだろうか?」です。そこに他人との比較が入る余地はありません。

私はときどき思います。自分が病理学者じゃなかったら、がん哲学外来はできなかっただろうと。

世の中の悩みは、人と比較するから生まれてくる。自分本来の役割を自覚して生きていけば人と比べることはなくなり、悩みもぐっと減るでしょう。

# 昔の元気な自分より、いまの自分が「最高」。

他人と自分を比べない。
昔の自分といまの自分を比べない。
悩みの多くは、比較から生まれる。

# 頂上は一つ。しかし、そこに至る道はいくつもある

ある目的を果たそうと思ったときに、覚えておいてほしいことがあります。

目的を実現する方法は一つではない、いくつもの方法が考えられるということです。ある方法でうまくいかなかったら、また別の方法を試してみたらいい。

山登りと一緒です。頂上は一つだけですが、そこに至る道は何とおりもあります。人の数だけあるといってもいいでしょう。

発明王トーマス・エジソンは電球を発明するまでに1万回の失敗をしたといいます。それについてエジソンは次のような名言を残しています。

「私は一度も失敗したことがない。ただ、1万とおりのうまくいかない方法を発見しただけ」

かつて私が病理解剖を受け持っていた頃、現在のように受付が「朝の何時から夜の何時まで」とは決められていませんでした。早朝でも深夜でも呼び出しがあったらその瞬間に駆けつけなければならず、あの頃は自分の予定などあってもないようなものでした。

そのことでイライラすることもありましたが、「人の死」のように自分がコントロールできないことに一喜一憂していても仕方がありません。また世の中の多くのことが一過性のもので、そのときだけ我慢すればいつかなくなります。

ゴール（目的）は一つでも、そこに至る道はいくつもあります。時間がかかることもあるでしょう。ゴールは見つめつつ、もっとのんびり、遠まわりを楽しみながら臨機応変に生きていったらいい。

当時の自分を振り返って、いまではこのように思います。

# 物事は
# もっとのんびり
# 考えるといい。

時間をかけたからこそ、わかることがある。
遠まわりしたからこそ、見えるものがある。

# 2章

# 自分の人生を贈り物にする

# 明日この世を去るとしても、今日の花に水をあげなさい

「もし明日世界が終わるとしても、私は今日もりんごの木を植えるでしょう」

マルティン・ルターが言ったといわれている言葉です。

私はこれをもじって「もし明日この世を去るとしても、今日の花に水をあげなさい」という言葉を患者さんにお贈りしています。

もし明日死んでしまうとしたら、あなたは何をしますか。

どうせ明日までの命と刹那的な気持ちになって、好きなものを好きなだけ食べたり、好きなことを思う存分やったりと享楽におぼれますか。

部屋に閉じこもり、恐怖におびえ、わが身の運命を嘆き悲しみますか。
それともひたすら天に祈って過ごしますか。

マルティン・ルターは「りんごの木を植える」と言っています。私は「花に水をあげなさい」とお伝えしています。りんごの木を植える。花に水をあげる。そこには「一人ひとりに与えられた義務を果たす」という意味もありますが、もっと大事なメッセージが込められています。

なんだと思いますか。

自分以外のものに関心を持つこと。ルターは「りんごの木」、私は「花」という単語にそれを託しています。

役割や使命は、自分のことばかり考えているうちはなかなか見つかりません。むしろ自分以外のものに関心を持つと、自分のするべきことが見えてきます。

内村鑑三は『後世への最大遺物』でこう記しています。

「後世へ遺すべき物は、お金、事業、思想もあるが、多くの者がその才能を持ち合わせてはいない。だからといって子孫に何も残せないかというと決してそんなことはない。誰にでも残せる最大の遺物がある。それが勇ましい高尚なる生涯だ。善のために戦うまじめな生涯そのものが最も尊く価値のあるものなのだ」

「私が、私が」という人生よりも、自分以外のものに死ぬまで関心を持って生きる。それこそが内村の言う「高尚なる生涯」ではないでしょうか。

自分以外のものに
関心を持つと、
やるべきことが見えてくる。

誰にでもその人にしか残せない
贈り物がある。

# いい人生だったか、悪い人生だったかは、最後の5年間で決まる

私たちの人生は、最後の5年間をどう生きたかで決まります。

極端な話をするならば、若き日のことはどうでもいい。一生かかって築いてきた地位や名誉や財産はどうでもいい。最後の5年間が何よりも大事です。

最後の5年間、自分の役割をまっとうして死ぬ。それが残された者たちへの「よき贈り物」になります。たくさんのお金を残してあげたり、立派な家を残してあげたりするのもいいでしょう。でも、それは誰にでもできることではない。誰もができないことは最も大切なことではないのです。

5年という数字に確たる根拠はありません。ただ、これまでに多くのがん患

者と接し、その生涯を振り返ったとき、一番関心が向くのが「この人は最後の5年間、どのような人生を歩んできただろうか」だったのです。

患者さんの中には、よい贈り物を残して去っていった人がたくさんいます。

「がんになっても生きる希望を捨てない」
「自分のことよりもまず相手のことを思いやる」
「病気にもかかわらず自分よりも困っている人の手助けをする」
自分の生涯を一つのモデルとして提供する。そのことで、「あのとき、あの人はがんばっていた。だから自分ももう少しがんばってみよう」と誰かを勇気づける。これがお金やモノではなく、記憶に残る贈り物です。

すべての人に贈り物を残すことはありません。最後まであなたに関心を持ち、最後まで寄り添い、見捨てなかった人だけに残せれば十分です。

いつ始めてもかまいません。年齢は関係ありません。ある人は20代で考える。ある人は40代で考える。70歳を過ぎて考え始める人がいたっていい。なぜなら人間は自分の寿命に気づかない生き物だからです。

がんを患い、再発と転移を繰り返して余命宣告を受けている人も5年間、元気に働いている人も5年間、「明日、死んでもいい」と覚悟を持って一日一日を過ごすこと。これまでどんな生き方をしてきたかなんて放っておけばいい。

勝海舟が最期に残した言葉をご存じでしょうか。

「これでおしまい」です。

私たち一人ひとりに与えられた「命」がそうであるように、「死」も私たちの一部です。どのような最期を迎えるのか。

私たちの人生には「死ぬ」という大事な仕事が残されています。

いい人生だったか、悪い人生だったかは、最後の5年間で決まります。

いままでどんな
生き方をしてきたかは
どうでもいい。

常に人生最後の5年間であるかのように
全力で生きる。

# 自分のことを考えるのは日に1時間もあればいい

私たちは、誰しも自分のことを考えずにいられません。

「まったく考えない」のは人として不可能です。

ただ、自分のことを考える時間を減らすことはできます。

これまで四六時中自分のことを考えていたとしたら、その半分でも3分の1でもいいから他者に関心を向けてみる。これだけで問題が解消することがあります。

がんの告知を受けた瞬間、その人の頭の中はがんのことでいっぱいになります。がん以外のことが考えられなくなります。

このようなときは、すぐには難しいとは思いますが、深い悩みを抱えた自分からあえて目をそらし、それ以外のことに関心を向けるように努めるといい。

私たちを襲う不安、困難、恐怖は、深く自分を見つめることで解決できることがあります。それとは逆に、考えれば考えるほど不安や悩みが強まり、怖くて何も手につかなくなってしまうこともあります。

深く考えることがマイナスに働くときは、あえて「自分」を放棄してみる。自分のことを忘れて、他のことに心を向けてみる。家族のこと、子どものこと、社会のこと、地域のこと、自分以外のことなら何でもかまいません。

「自分を放っておくこと、自分にかまわないこと、自分を改善するためにでさえ自分を眺めないことである」

モーリス・ズンデル神父の言葉です。

自分のことばかり考えすぎると、緊張のためにかえって事態を悪化させることがあります。そのようなときは「自分を見ない」生き方をしてみるといいでしょう。

# あえて「自分を見ない」生き方をしてみる。

外に関心を向けるだけで問題が解消することもある。

# 命は自分の所有物ではなく、与えられたもの

先日、新聞で次のような記事を見かけました。

「末期がんで余命半年と宣告された米国人女性（当時29歳）、自らの予告どおりに安楽死を選ぶ。医師が処方した薬を飲んで安らかに息を引き取る」

日本では安楽死と尊厳死を分けて考えています。医師の管理のもと薬などを使って積極的に死を求めることを「安楽死」、患者の意思を尊重して延命措置を行わないことを「尊厳死」と区別しています。

日本の法律では安楽死を認めていませんし、私自身も安楽死には問題があると思っています。私たちの命は天から与えられたものであり、自分の所有物ではありません。自分のものだったら所有者が好きにしていいでしょう。しかし、命は

誰かの所有物ではありません。私たち一人ひとりが天から与えられたものです。与えられたものは大切にしなければなりませんし、この世を去るときにそっと返さなければなりません。

積極的に延命治療を求めない尊厳死は認められるべきでしょう。死に無頓着になり、与えられた命の扱いを自分の意思で決めず、自然に任せています。

子どもも同じです。子ども（の命）は親の所有物ではありません。

確かにある年齢までは親が保護してあげないといけませんが、時期がきたら親は積極的に子どもを放棄せねばなりません。

親子の関係がうまくいかなくなるのは、ほとんどの場合、親が子どもを自分の所有物と考えているからではないでしょうか。

命も子どもも天から与えられたものです。与えられたものは大切に扱わなければならないし、いずれ返すときがやってきます。

# 与えられたものは
# 返すときが必ずくる。

命の問題は
自分で決めるべきではない。

# 60代になって自分のことばかり考えていたら恥と思え

私たちには年代ごとに役割があります。

20代、30代は人に言われたことを黙々とがむしゃらにやります。

40代になったら自分のやりたいことや好きなことに専念します。

50代になったら積極的に周りの人の面倒を見ます。

60代になっても自分のことしか考えていなかったら恥と思え、です。

高齢になったら人の面倒など見られなくなります。それどころか人に面倒を見てもらう立場になることのほうが多いでしょう。

そのときは人のことを想うだけでいい。それがあなたに与えられた役割。

中には若くして命を落とす人もいます。

人生とは、かように不条理なものです。

人生がうまくいかないからといって、不平不満ばかり言っていても人は去っていくだけです。「苦しいけれど、これも人生における学びだから」と現実を受け入れ、自分に与えられた役割をまっとうするしかありません。


聖書にこんな言葉があります。

「若者は幻（ビジョン）を見る。老人は夢（ドリーム）を見る」

ビジョンとドリームの違いは何でしょうか。

若者は、ビジョンを持って自分の人生を思い描く。ビジョンとは、一人ひとりが一生をかけて成し遂げる目標や目的のことです。

老人は、自分の人生だけでは到底果たしえないような大きな夢を思い描く。ドリームとは、ビジョンよりもスケールの大きな構想のことです。

ドリームは自分が生きているうちに叶うものとは限りません。実現するのは30

年後になるか、50年後になるか、100年後になるかわかりません。

そうであっても「30年先のことを明日起こるがごとく語る」のが、年長者に与えられた役目、と勝海舟の精神に倣《なら》って私は考えています。

ドリームとは、自分が生きている間に実現しなくてもいいもの。なぜなら後世への贈り物だから。

私たち一人ひとりの人生は短い。されどこの世を去るときには後世への贈り物をしてこの地上を去っていく。

贈り物が社会的に価値のあるものならば、必ずその遺志を継ぐ者が現われます。

# 10年ごとに使命が変わる。

若者たちにドリームを贈ろう。
それが年長者の責務。

## 犠牲を払って他人のために何かをする

医師は忙しすぎます。忙しすぎて、私にはお尻が椅子から5センチ浮いているように見えて仕方がありません。

私が敬愛する南原繁や吉田富三（病理学者・医学博士）は、どんなに忙しいときでもいったんペンを置いて、人と向き合ってフェイス・トゥ・フェイスで話をしたそうです。

ところがいまの医療現場はどうでしょうか。医師の目の前にコンピュータがあって、ほとんど患者さんのほうは見ずに、画面を見ながら話す時間のほうが多くなっています。本当は画面からいったん離れ、患者さんと向き合って診察すべきですし、患者さんも目と目を合わせて対話することを求めています。それが

「犠牲を払って相手のために何かをする」ということです。しかし、いまの医療環境がそれを許しません。そのあたりの事情は私も十分に承知しています。

「犠牲」というと大それたことを連想されるかもしれませんが、ほんのささやかなことでかまいません。たとえば南原や吉田のように、自分のやっていることをいったんやめて、相手のために自分の時間を使う。これも立派な犠牲です。

犠牲を払ってもらった相手は、それだけでうれしくなります。


病気になった途端、家族や友人や知人から距離を置くようになる人がいます。また本人もそういう風貌を見せるため、見舞いに訪れた人もどう接したらよいのかわからず、自然と患者さんから離れていきます。

病気は一夜にして治すことはできませんが、風貌は一夜にして変えることができます。これまでずっと怒っていた人でも、次の日から笑顔になることができます。病気は治っていなくても、心の状態を変えれば、風貌は一夜で一変します。

「病気で苦しんでいるのに、明るい顔なんてできない」

確かにそうかもしれません。そこで先ほどの「犠牲」です。

相手のために、これまで自分がやってきた行動を少しだけストップしてみる。相手のために自分の時間をほんの少しだけ使ってみる。

ずっと暗い顔をしていたとしたら、少しだけ明るく微笑《ほほえ》みかけてみる。相手のことを想う言葉をかけてみる。お見舞いに来てくれた人に「ありがとう。ここまで来るの大変だったでしょう」と感謝する。些細《ささい》なことでかまいません。「人と人の関係は鏡のよう」といわれるように、あなたが微笑めば、相手も微笑む。あなたが笑えば、相手も笑う。

これまで自分のことしかやってこなかったのなら、自分の時間を少しだけ犠牲にして、誰かのために何かをしてあげたらどうでしょうか。

料理をつくってみる。庭の掃除をしてみる。買い物に行ってみる。ちょっとしたことで、あなたの人生によい循環が生まれます。

相手と向き合うときは、
いましていることを
いったんやめる。

心の状態は、鏡のように相手に伝わる。
あなたが微笑めば、相手も微笑む。

# ユー・モアを大切に、あなたをもっと大切に

「ユーモアとは、ユー(you)・モア(more)なり」

かつて友人から聞いた言葉です。

意味はわからずとも、なんとなくクスッと笑ってしまう言葉ではないでしょうか。ユー・モアとは「あなたをもっと大切に」という意味です。

患者さんにそのことをお話しすると「先生、それっ、ダジャレですか?」とこれまで暗く硬かった表情が一瞬ほころびます。ユーモアの力です。

「その優しい表情が、きっとあなたらしい表情なんでしょうね。『あなたをもっと大切にしなさい』。いい言葉だと思いませんか?」

こう私が続けると、患者さんは笑顔になっていきます。

私の名前は「樋野興夫《ひのおきお》」といいます。英語に訳して「私はオリジン・オブ・ファイアー、火をおこす人です」と紹介することがあります。

このときもやはり軽い笑いが生まれます。

「暇げな風貌」も「偉大なるお節介」も私のちょっとした遊び心から生まれた言葉です。名詞の世界は断定的で、名詞だけだと人を傷つけてしまうことがあります。そこで名詞に形容詞をくっつけてみます。

するとどうでしょう。ぐんと意味合いが広がります。

たとえば、こんな具合です。よい茶髪と悪い茶髪。

「茶髪」と名詞のままだと人によっては悪いイメージが先行することがありますが、「よい」とつけることでプラスに転じ、言われたほうもうれしくなります。

よい不良息子と悪い不良息子。

よい不良息子は、いざというときに他人のために自分を犠牲にできる。悪い不良息子はどんなときも自分のためにしか動こうとしない。

いい目立ちたがり屋と悪い目立ちたがり屋。

「いい目立ちたがり屋になれ。自分のためではなく人のために」と演説したのはかのキング牧師です。

まだあります。よい病気と悪い病気、よいがんと悪いがん……。形容詞の世界で考えると、悲愴感を持った言葉（名詞）であっても、少しだけ微笑ましく、冗談ぽく聞こえるようになります。

ユーモアで思い出すのが、がん哲学外来を訪れたある男性の言葉です。彼は治療の難しいすい臓がんを患っていたのですが、そんな様子はおくびにも出さず、自分の病気をユーモラスに語ってくれました。

「どこで噂を聞きつけたのか、気の早い人が香典を送ってくるんですよ。先生、どんなお返しをしたらいいですか？　困っているんですよ」

人生には「ユーモア」と「ユー・モア」が必要です。

# 何事も「よい」をつけると世界が広がる。

名詞の世界は断定的。
形容詞の世界で考えれば
何事も微笑ましくなる。

# 偉大なるお節介なら誰も困らない

お節介には2種類あります。いいお節介と悪いお節介です。悪いお節介は、いわゆる「いらぬお世話」です。一方のいいお節介は、そのままだとユーモアに欠けるのでこう呼んでいます。

「偉大なるお節介」

偉大なるお節介は何かといえば、たとえばがん哲学外来がそうです。

これまでにたくさんの人から「がん哲学外来とは簡単に言うと何でしょう？」と聞かれました。私の答えは「一言で言うと『偉大なるお節介』です」。

すると今度は決まってこう尋ねられます。「なぜやろうと思ったのですか？」

「暇だから」です。

私はいまの医療に決定的に足りないものが二つあると考えています。一つが本項のテーマである「偉大なるお節介」、もう一つは「暇げな風貌」です。この2点を実現するために始めたのが「がん哲学外来」なのです。

がん哲学外来では、暇げな風貌で、患者さんたちに偉大なお節介をしています。

それでは余計なお節介と偉大なお節介、一番の違いは何か?

余計なお節介は自分の気持ちで相手に接し（押し付け）ているのに対し、偉大なお節介では相手の気持ちに寄り添い、相手が必要としていることをサポートしています。ちょっとした違いに思えるかもしれませんが、お節介をされる方にとってみると大きな違いです。

手術後、食欲のない患者さんに、丹精込めた手料理をつくって、「あなた、少しでも食べましょう。食べて早くよくなってください」と励ます妻。

黙ってそばにいてくれるだけでいいのに、「今日はどうだ?」「どこか痛いところはないか」「早く治して、二人で旅行に行こう」「がんばれ、がんばれ」と入院中の妻をしきりに励ます夫。気持ちはわかりますが、本当に相手のためになっていますか。押し付けになってはいないでしょうか。

全国にあるがん哲学外来カフェには、自らもがんを患ったスタッフが大勢います。そのうちの一人の男性は自身のことを次のように語っていました。

「私自身、がんが再発して楽観できる状態ではないのに、ここに来て患者さんたちのお世話をしている。自分でも思いますよ。物好きなお節介だなって」

彼に限らず、困っている人が、自分よりも困っている人を助けようとする。これぞ偉大なるお節介といえましょう。世の中に、彼のような偉大なるお節介者が増えてくれればいまよりもずっと生きやすい社会になるでしょう。偉大なるお節介、大歓迎です。

自分を押し付けずに
相手の気持ちに寄り添えば、
同じ景色が見えてくる。

自分が困っているときこそ、
他の困っている誰かを助けるのが、
「偉大なるお節介」。

3章

# 本当に大切なものは ゴミ箱の中にある

# 本当にいいものは取るに足らないものの中にある

本当にいいものはゴミ箱の中にあります。だから誰にでも見つけられます。お金がかかったり、どこか遠くまで行かないと手に入れられないようなものは、本物ではありません。

真実はゴミ箱の中にあります。誰にでも取りに行けるような場所にあります。人類の古い物語がそうです。イエス・キリストはどこで生まれたかご存じでしょうか。馬小屋です。私たちは古くからゴミ箱の中に光を見つけてきました。

本当にいいものはタダです。値段の高いものは本物ではありません。本当にいいものは誰にでも手に入れられる。これが世の中の原理原則です。

アメリカのことわざにもあります。

「The best things in life are free（人生で最良のものはすべてタダ）」

お金がある人はお金を出して「いい」と思うものを買えばいい。でも、お金がないからといって、本当にいいものが手に入らないかといったらそうではない。

なぜなら本当にいいものはタダなのですから。

もちろん作られたものに対してはお金を払わないといけません。たとえば薬がそうです。でも、私ががん哲学外来で患者さんたちに出す「言葉の処方箋」はタダです。それでいて副作用はゼロです。

言葉の力でみなさん笑顔になって帰っていきます。

お金持ちになるとか、会社で偉くなるとか、有名になるとか、そんなことを目標にしている人もいますが、本当はどうでもいいことです。

誰でもなれるわけではないからです。
みなが獲得できないいいものは本当にいいものではありません。

自分の役割を見出してそこに全力を尽くす。
自分のことよりも他人のことを想う。
笑顔で人と接する。
自分の家族を大事にする。
自分よりも困っている人を助けてあげる。
この世を去るときに贈り物を残していく。

本当にいいものはゴミ箱の中、街の中にあります。
お金がかかったり、立派なところにあるのではありません。

人生で最良のものは
誰でも手に入れられる。

大金を出さないと手に入らないものは、
本当にいいものではない。

# 全力を尽くして心の中で「そっと」心配する

仕事のこと、お金のこと、健康のこと、家族のこと、将来のこと——これから先も心配や不安が尽きることはないでしょうが、自分でコントロールできないことに一喜一憂していると身も心も疲れてしまいます。

「やるだけのことはやって、あとのことは心の中でそっと心配しておけばよい。どうせなるようにしかならない」と言った勝海舟の言葉に倣い、鷹揚で胆力のある生き方をしたいものです。

私たちが悩むことはたいていどうでもいいことです。本当に大切なことは極めて少ない。私たちは日々どうでもいいことに一喜一憂させられているのです。

インターネットや医学書などで病気のことを調べまくる患者さんがいます。ところがいくら調べても心が完全に満たされることはありません。

情報や知識は外面的なものです。外面的なもので私たちの心を満たすことはできません。その満たされない部分を抱えて多くの方ががん哲学外来を訪れます。がんの再発を心配しすぎて何も手につかなくなった人もいます。

こうした患者さんへの言葉の処方箋は、「全力を尽くしたら、あとは心の中でそっと心配するぐらいのほうがいいよ。なるようにしかならないから」です。


死はどんな人にも確実に訪れます。だからといって、いつ訪れるかわからない死におびえて生きることはありません。

「いつか死ぬ」ことを覚えておくぐらいで十分です。

全力を尽くして、あとのことは心の中でそっと心配しておけばいいんです。

世の中にどうでもいいことはたくさんあります。

でも本当に大切なことは少ないものです。

コントロールできないことに
一喜一憂しても疲れるだけ。
得られるものは極めて少ない。

死はどんな人にも確実に訪れる。
だからといって、おびえて生きることはない。

# 心と心で対話すれば、どんな人でも笑顔になる

がん哲学外来では、患者さんに笑顔で帰ってもらうことを最善としています。涙を流しながらやってきたとしても帰るときは笑顔になっている。患者さんが求めているのはこれです。

カウンセリングとの違いを問われることがあります。カウンセリングは相手の話に耳を傾ける「傾聴」です。一方、がん哲学外来の面談は人と人との「対話」です。

人に悩みを聞いてもらうことで気分はすっきりします。親しい友人に愚痴を聞いてもらってすっきりした経験は誰にでもあるでしょう。

ところが、それは一時のことに過ぎません。しばらくすると悩みやうっぷんは

おりのようにたまっていきます。そこで再び話を聞いてくれる場所や人のところへ出向くことになります。

カウンセリングの存在を否定するわけではありません。カウンセリングはカウンセリングで意味のあることです。それで悩みを解消できる人もいます。

その一方でカウンセリングだけでは心が満たされない人たちがいます。


面談に来られる人の中には、何を相談してよいのかわからない人が多くいます。「もう何を話してよいのかわからないけど、とりあえず来た」という人がほとんどです。悩みごとを打ち明けられる人は、まだ心が落ち着いています。人生の根底の部分で悩んでいると、何から話してよいかすらわからなくなります。

ですから、開口一番、「今日はどうしましたか？」と問いかけはしません。

まずお茶を出して、世間話をします。

「今日はどちらから来られましたか」

「がん哲学外来のことはどこで知りましたか」

「場所はすぐにわかりましたか」

1時間の面談だとしたら、最初の15分から20分は世間話をします。すると頭の中が整理されていくのでしょう。「何のためにここに来たのか」を少しずつ語り始めます。これが20分間ぐらいで、そのあとに一対一の対話が始まります。

対話では、同じ人間として相手に向き合います。患者対医者の関係ではありません。対話の中で相手の心の隙間を見つけ出します。そして、その隙間に光を差すような言葉を、私の脳内の引き出しをすべてひっくり返して選び出します。


心も身体も元気なときは隙間のない人生を送っています。何らかの理由でそのバランスが崩れると心に隙間ができます。

隙間ができても光がないので心の中は真っ暗闇です。闇の中で人は進むべき道を失い、孤独になって、もうどうしたらよいのかわからなくなります。

そこに「言葉の力」で光を差してあげるのが、がん哲学外来の役目です。

面談を終えると、多くの人が深い井戸の水を自分の力で汲み上げるがごとくすっきりした表情に変わります。きっと心の中に光が差し込み始めたのでしょう。

どんな言葉を贈るかは、その人の風貌を見て、その人に合った言葉を脳内のストックからどんどん引き出して決めます。たとえば、

「明日この世を去るとしても、今日の花に水をやる」

「病気であっても病人ではない」

「大体のことは放っておけばいい」

などです。

患者さんの悩みを解消するには、話を聞いてあげるだけでは足りません。患者さんの頭の中に悩まないシステムをつくってあげる必要があります。

そのきっかけになってくれるのがこれらの言葉たちです。

よい言葉は、
あなたの心の隙間に
光を差す。

話を聞いてあげるだけでは
解消できない悩みがある。

# どんなにお金がなくても言葉は贈れる

言葉は人を癒し、人を傷つけます。

がん哲学外来では、患者さんの一人ひとりに言葉の処方箋を出します。処方箋は人によって違います。がんにあてる薬、糖尿病にあてる薬、高血圧にあてる薬が違うように、言葉の処方箋も患者さんの数だけあります。

私が言葉の処方箋を出すときに気をつけているのは相手に対する配慮です。言葉は薬にも毒にもなります。同じ言葉をかけても、それによって慰められる人と傷ついてしまう人がいます。

自分の気持ちを優先して相手に接したとき、言葉は人を傷つけます。

がん哲学外来で処方するのは、副作用ゼロの言葉です。副作用が出ないように、適時診断と的確治療を心がけています。

「言葉の処方箋」なんて偉そうなことを言っていますが、言葉は誰でも贈ることができます。なぜなら、私のやっていることは、偉大な先人たち――新渡戸稲造、内村鑑三、南原繁、矢内原忠雄、吉田富三ら――の言葉を暗記して、さも偉そうに語っているだけだからです。相手に対する配慮さえ忘れなければ子どもでもできます。

相手の風貌を見て、その人に合った言葉を脳内からいくつも引き出し、そのうちの一つ二つを「ポン」と発すると効果的です。

会話の流れにのっけて出すと効果は半減します。「ちょっと唐突かな」と思えるぐらいのタイミングで繰り出したほうが相手の心に響きます。

心に響いた言葉は、脳に記憶されます。一つでも二つでも暗記できる言葉を持てると、それが基軸となって頭の中で論理が展開できるようになります。

一人になって不安になったとき、寂しくなったとき、ネガティブな考えに支配されそうになったとき、言葉があると、それらを押しとどめることができます。病気のときに薬を飲むように、心の中で反復できる言葉を持つと、気持ちが少し楽になります。

「何をするか（to do）より、どうあるか（to be）」（新渡戸稲造）
「勇ましき高尚なる生涯」（内村鑑三）
「目下の急務はただ忍耐あるのみ」（山極《やまぎわ》勝三郎）

これまでのところ、がん末期の患者さんでも言葉の副作用が出た人はいません。面談を終えて帰るときに、来る前よりも悪くなった人はいません。言葉の処方箋は、お金もかからず、副作用はゼロ。それでいて効果が期待できます。

私たちは言葉によって傷つき、言葉によって慰められます。

沈黙の世界もいいけれども、やはり言葉でないとできないことがあります。

自分だけの箴言《しんげん》を持てば
不安や寂しさが
解消できる。

薬を飲むように
言葉を心の中で反復する。

# 自分の人生に期待しない。人生から期待されていると考える

病気になったことで、出世街道から外れてしまったり、職場で干されてしまったりして、人生の目的や生きがいを失ってしまう人がいます。

がん哲学外来に来てくれたAさんもその一人でした。

がんの治療を終え、職場に復帰したはいいが、自分の居場所がない。かねてから進めていたプロジェクトは同僚が引き継ぎ、上司に「これまでどおりに仕事をさせてほしい」と訴えても、「焦らなくてもいいから、まずは自分の身体のことを考えなさい」と聞き入れてもらえません。

「もう二度と元の自分に戻ることはできないのでしょうか?」

Aさんはすがるような表情で私に尋ねました。

人生の目的とは何でしょうか？

偉くなったり、金持ちになったり、会社で重要なポストを任されたりすることでしょうか。いいえ、違います。それらは目標であって目的ではありません。元気なときは会社や肩書きがあるからいい。自分は偉い、自分は恵まれている、最高に幸せと感じられるのでしょう。

ところが予期せぬ出来事が起こり、一線を退くことになってしまった。すると、その途端に行き先を見失い、うつ的症状を呈する人がいます。なぜでしょうか？自分の人生に期待していたからか、看板かじりになっていたからです。

出世街道から外れたっていいじゃないですか。窓際だっていいじゃないですか。仕事を干されたっていいじゃないですか。

私は、仕事は衣食住が足りるものであればいいと思っています。経済的に自立さえできれば、地位や名誉なんてどうでもいい。暇になっても会社からお金がもらえればそれで十分。仕事は衣食住のためと割り切って考え、生きがいややりがいは別のところに見つければいい。生き方は一つじゃありません。

会社名や肩書きなど、いったんすべての看板を取り外して、改めて「自分」という人間に向き合ってみたらどうでしょうか。

人生を見直すいい機会です。

自分の人生に期待しない。人生から期待されていると考える。

後悔しない人生に必要なのは、金や地位や名誉ではありません。自分に与えられた役割を見出し、そのことに全力を尽くす。

外面的なもの（ハッピー）ばかり追い求めても多くが失望に終わります。私たちの人生に必要なのは、心から湧き出る喜び（ジョイ）です。

# すべての肩書きを捨て、素の自分と向き合ってみる。

地位や名誉にすがりつく、看板かじりにならない。

## 偉大なものの源流は、驚くほど小さい

「私がいいかげんに見えるか！」

南原繁は、このたった一言で国会答弁中の野次を一蹴したといいます。

元東大総長であり、政治学者でもあった南原だからこそできたことでしょう。私が同じことを言ったとして、効果は南原ほどではないでしょう。

言葉は「何を言った」かより、「誰が言った」かのほうが肝心です。

南原の一言がこれほどの重みを持っていたのは、彼自身の力もありますが、彼が師事した内村鑑三や新渡戸稲造によるところが大きいと私は考えています。

南原は自著にこう記しています。

「明治以降、新渡戸先生のような学識と教養を併せ持った人物はいない」
南原は東大の戦後初の総長を務めた人物。その彼が「新渡戸に勝る人物はいない」と評するわけですから、新渡戸稲造という男がどれほどの人物であったかは推して知るべしです。

私が「この人にならば騙されてもいい」と思うぐらい尊敬してやまない人物は、南原と新渡戸の他に3人います。内村鑑三、矢内原忠雄、吉田富三です。川の流れは、源流から始まって、主流へと続いていきます。彼ら5人は、私にとって川の源流です。私のオリジンです。

特に新渡戸と内村の本は、いまも繰り返し繰り返し読んでいますし、がん哲学外来に来られた患者さんたちにも薦めています。

新刊本も読みますが、すべて斜め読みです。もちろん中には感心させられるものもありますが、私の興味はいまも昔も源流にあります。

源流は、川の流れの源の部分です。

源流は細く、足を広げれば簡単に渡ることができます。それに対して主流は、大きな橋を渡るか、船でないと渡ることはできません。

誰でもできることこそが本物です。船を使ったり、橋を架けたりとお金のかかることは本物とはいえません。


新渡戸をはじめとする5人は源流を持っています。オリジンが明確で、そこに個人の人生体験が肉付けされ、それぞれに個性が出ています。生き方にぶれがないし、覚悟ができています。

覚悟のある人間にしか「私がいいかげんに見えるか！」とは言えないでしょう。

いまは多くの人が主流で生きています。オリジナルの生き方をしている人が驚くほどに少ない。一国のリーダーや社長ですら主流に生きているように見えます。

新渡戸、内村、南原、矢内原――偉大なものの源流は驚くほどに小さい。小さいがゆえに誰でも渡ることができ、お金もかからない。

これこそが私の考える本物で、人生の指針となるものです。

がん遺伝学の祖にして、わが師でもあるアルフレッド・クヌドソン博士からは次のように教わりました。

「本《もと》は一つであり、本は多岐に分かれる。末梢の一つひとつを追いかけていても、本を見失えばいたずらに疲れるばかり。根本を見据える必要がある」

これから先、より多くの人が源流に触れる機会を持つことを願ってやみません。

# 大切なものの本質は
# 案外小さい。

主流に振りまわされず
源流を知り、源流に生きる。

# 4章

# 命に期限はありません

## 死ぬのは確実、いつ死ぬかは確率

余命告知なんて所詮は確率論で、確実事象ではありません。にもかかわらず、医者は平気でこう言います。

「これこれこういう治療をしないと、もって半年でしょう」

がん臨床の世界では余命告知が一つの流れになっています。余命告知が始まったのは1990年代中頃のことです。いまではかなりの割合で患者さん本人に余命が伝えられます。

突然、余命を告げられれば誰でも少なからずショックを受けます。人間は自分の寿命に気づかない生き物ですから当たり前です。

とはいえ、先ほど申したように余命なんて所詮は確率論に過ぎません。確率

100%の確実事象ではありません。確率でいえば70%程度のものですから、医師の宣告を鵜呑《うの》みにすることはありません。

それに寿命というものは案外なんとでもなるものです。

生きる目的や使命感を持っているかどうかで人の命は延びたり縮んだりします。

「自分はこの病気では絶対に死なない」と宣言した胃がんの男性は、摘出手術から10年経《た》ったいまも元気に生きています。「余命3ヶ月と言われたのに2年が過ぎました。どうなっているのでしょう」という患者さんもいます。これまでに何度も余命告知を受けた患者さんもいます。

余命告知は、そのぐらい曖昧《あいまい》なものなのです。そのせいもあって、あえて告知をしない医者もいます。

余命告知を受けたら、担当医にこう尋ねてみてください。

「どのような理由でこの数字になったのですか？」

私たち一人ひとりに個性があるように、病気にも個性があります。特にがんほど個人差の出る病気はありません。

私が患者さんから余命について尋ねられたらきっとこう答えるでしょう。

「余命について突き詰めて考えても答えは出ません。曖昧なことは曖昧に考えたらどうでしょう。それよりも家族や友人たちと笑顔で過ごせる時間を大事にしたらいかがですか」

曖昧なことは曖昧に考えるのが科学です。きっちりと線引きのできないグレーゾーンにあることは曖昧に答えるしかありません。

わからないことは、どれだけ考えても答えは出ません。だったら、わからないことはわからないままでいいではないですか。

そもそも私たちの「命」は、いま生きているこの瞬間だけのもの。誰にも期限を決めることなどできないはずです。

生きている間、命は続いていくものです。

曖昧なことは、
曖昧に考えればいい。
わからないことは、
わからないでいい。

いまこの瞬間を生きている限り
命は続いていく。

# たいていのことはただ放っておけばいい

以前、がん患者に向けた講演会でこんな話をしました。

「本当に大事なことは少ないよ。私たちを煩わせることのほとんどがどうでもいいこと。どうでもいいことはただほっとけばいい。

命に別状がある場合はまた別だよ。

でも、そうでないものはたいていほっとけばいいんだよ」

この発言について患者さんの一人から感想をいただきました。

「先生の『ほっとけ』の言葉が心にストレートに響きました。複雑化を求める現代で、晴れやかな言葉を久しぶりに耳にしました。

『ほっとけ』の一言で個人的な悩みは吹っ飛んでしまいました。

日常の些事から解放され、目が覚めた気分です」

生きていると、怒ったり、悩んだり、傷ついたり、悲しんだり、反省したり、後悔したりはしょっちゅうです。でも、たいていのことはただ放っておけばいい。同じように、自分では決められない問題も放っておけばいい。しばらくすると自分以外の人が決めてくれます。

ただし、特例もあります。

私の場合なら「患者さんからの願い」がそうです。自分よりも困っている人の要求には速効してやる。ほったらかしたり、長引かしたりしてはいけない。このときばかりは速効性と英断が求められます。

とはいえ、この世の中に本当に大切なものは少ない。だからたいていのことは「ほっとけ」で大丈夫です。なんでもかんでも深刻に考えることはありません。もっと楽に生きていいんです。

自分で
決められないことは
他の人が決めてくれる。

「ほっとけ」の精神が
人生をもっと楽にする。

## 「なぜか」はわからなくても、「どうすればいいか」はわかる

世の中には、どれだけ突き詰めて考えても仕方のないことがあります。たとえば「なぜ、自分はがんになってしまったのか」がそうです。

アスベストが発症の引き金となる中皮腫ですら、どのようなメカニズムで正常な細胞ががん細胞化し、成長していくのか、いまだ全容の解明には至っていません。がんになったことで過去の自分に罪悪感を持ってしまう人がいます。そして決まって「なぜ（Why）」を問うようになります。

「食生活がよくなかったのか」

「不規則な生活がよくなかったのか」

「精神的なものが影響しているのか」

このように、がんという病気は私たちに「なぜ（Why）」を考えさせる病気なのです。ところが、どれだけ「Why」を問うてもはっきりとした答えは得られません。私たちにできるのは「Why」を問うことではなく、「いかにして（How）」を考えることです。

明治の軍人・東郷平八郎は、晩年喉頭《こうとう》がんに苦しんでいました。息をするのも、水を飲むのも、ものを食べるのも、とにかく痛い。その痛さに耐え切れず、ある先生に相談したところ、次のように告げられたそうです。

「その病は痛いものです」

すると不思議なことに、それ以来、東郷は「痛い」という言葉を口にしなくなったといいます。もちろんがんが治ったわけではありませんので、問題は解決していません。しかし、言葉の力によって目下の問題を解消できたのでしょう。

問題は必ずしも解決しなくてもいい。解消できればいいのです。

# 問題は解決できなくても、解消できさえすればいい。

世の中にはどんなに考えても解決できないことがある。

# 生ける魚は水流に逆らう

生きていれば、つらいことや、嫌なことの一つや二つは誰だってあります。私にだって怒れる日や落ち込む日があります。

それが人生というものです。

内村鑑三は次のような言葉を残しています。

「生ける魚は水流に逆らいて泳ぎ、死せる魚は水流とともに流れる」

実際に家の近くを流れる川を見ていると、生きている魚は水の流れに逆らい、上流に向かって泳いでいる。死んだ魚は水に流されるままになっている。

私たち人間も魚と同じ。

日々われわれは水流に逆らって泳いでいかないといけない。

なぜなら、それが生きている証拠だからです。

アメリカにペンシルベニアを建設したウィリアム・ペンはこう言ったといわれています。

「苦痛なくして勝利なし。茨《いばら》なくして王座なし。苦患なくして栄光なし」

私たち人間は、苦痛がないと品性が出てこないし、苦痛がないと希望も出てこない。いまいる場所から一歩踏み出して、自分から希望を探しに行かないといけない。受身のままではダメ。待っていてはダメ。意識的に探さないといけない。

自分の役割や使命を見つけるとはそういうものです。

積極的に取りに行った者にだけ生きがいは与えられます。

生きていれば
必ずつらいことにあたる。
それが人生。

苦痛の中にいるからこそ、
品性は出てくる。

# 人は苦しみながらがんばる姿に感動する

これまでに3000人以上の患者さんやそのご家族とお会いしてきましたが、いまも多くの人たちからたくさんのことを教えられています。

病気になったから、身体が自由に動かせなくなったから、周りの人に迷惑ばかりかけているから、自分には生きている価値がない。

決してそのようなことはありません。

余命告知を受け、体調があまりよくない。にもかかわらず笑顔で話をされる方がいます。

歩くこともままならない、にもかかわらず遠方から何時間もかけて面談に来てくださる方もいます。

そうした方たちを前にすると身が引き締まる思いがします。

日々、自分が感じている嫌なことやつらいことなどどうでもよくなってきます。身の回りのことで一喜一憂している自分が恥ずかしくなってきます。

言葉の処方箋などと偉そうなことを言っても、まだまだ未熟な半人前の人間であることを思い知らされます。

患者さんとのコミュニケーションで謙虚さを学びます。いつも背筋がピンと伸びる思いがします。謙虚な姿勢は、こうした機会にしか学ぶことができないものかもしれません。


人生に夢や希望を持てないようなら、一度、がん哲学外来や哲学カフェに足を運んでみたらいかがでしょう。そうでなかったら、自分よりも困っている人を探しに行ったらいい。

マイナス×マイナスはプラス。

本当に苦しんでいる人が、苦しいにもかかわらず、がんばっている姿に人は感動を覚えます。もっと強く生きていこうと勇気づけられます。

同時に自分はまだまだと痛感させられます。

自分はいま苦しい状況にある。にもかかわらず笑う。笑うことで悩める人を慰めることができます。

患者さんの姿に学ぶことは意外なほどに多い。

これからも日々勉強です。

つらい思いを
している人の姿に
学ぶことは
意外なほどに多い。

マイナス×マイナスはプラス。
マイナス同士が出会うと
人生はプラスに大転換する。

## やっぱり最後は人間同士のふれあいが必要

本来、私たち人間は同じ人間に癒されるものです。

ところがいまは人が冷たいから、動物にその代わりをしてもらうこともあります。犬や猫は言葉はしゃべれませんが、寄り添うことで私たちの心を癒してくれます。

しかし、動物とふれあうことでカンファタブルな（心地よい）気持ちになっても、前向きに一歩踏み出すことがなかなかできない人たちもいます。

やっぱり最後は人間同士のふれあいが必要ではないか、と私は考えています。

家に閉じこもって犬や猫と遊ぶことはできます。でも、それが本来の人間の姿でしょうか。

私はそうではないと思います。

内に向いた心を外に向ける必要があります。もっと具体的に言えば、自分以外の他人に関心を持たなくてはなりません。それが本来の私たちの姿でしょう。

人は人によって癒されます。

街へ出ましょう。

本当にいいものは街の中、ゴミ箱の中にあります。いきなり街へ足を踏み出すのが怖い方は、がん哲学外来やカフェへ遊びに来てください。

どこへ行っても心が満たされなかった方が来られ、みな一様に満足して帰られます。

本来人は
人によって癒されるもの。
最後は人の力が必要になる。

つらいときこそ、外へ出る。
内に閉じこもっていても楽にはならない。

# 仕事の他に、もう一つ自分の好きなことをやる

これまではシングルメジャーの時代でした。一つの仕事に専念するのが美徳とされてきました。しかし、これからはダブルメジャーの時代です。衣食住のための仕事の他に、もう一つ自分の情熱を傾けられるものを持つといい。

森鷗外は私と同じ島根県人の医学者であると同時に、明治から大正にかけて活躍した文豪でもあります。鷗外は東洋と西洋、両方の学識を備えて、「二本足の学者」としての重要性を語ったといいます。鷗外はまさにダブルメジャーのさきがけのような人で、私があやかりたい偉大な人物の一人です。

私は順天堂大学で病理・腫瘍学の教授をしています。これが衣食住のために給

料をいただいている職業です。私が発起人として始めた「がん哲学外来」は、本業ではありません。私がやりがいや生きがいを求めてやっていることです。「ダブルメジャーをやるなら定年退職前にやれ。退職後だったら誰にでもできる。本業があるときにやるから、人間としての『胆力』が試されるのだ」

かつて先輩からこのように教えられたものです。

病理学の教授が医療関係のシンポジウムをやるのは当たり前。ところが同じ教授が、専門とは関係ない新渡戸稲造のシンポジウムをやる。

これが私のダブルメジャー。

自分の専門外のことをやっていたら周りから何を言われるかわかりません。揶《や》揄《ゆ》されたり、呆《あき》れられたり、叩かれたりするかもしれません。

それでもやる。

そうすることで人間としての胆力が養われます。

ダブルメジャーで生きるということは本業をおろそかにすることではありません。与えられた義務はしっかりと果たす。その上で別のことにも情熱を燃やす。

衣食住のための仕事とやりがいが一緒なことが理想です。それが一番ハッピーな生き方です。かつての日本はそうでした。しかし、いまとなっては、みんながみんな実践できる生き方ではありません。

だから本業の他に生きがいを持つ。そうでないとこれからの時代、本当の意味で自分を満たすことは難しいでしょう。

# 仕事は
# 衣食住を満たすために。
# やりがいは他に見つける。

周りから何を言われても
やり続けられるものを見つける。

# 病気になっても病人ではない

がんや心臓病などの重い病気にかかると、自分のことを「病人」と思い込んで、心を閉ざしたり、引きこもったり、うつ的症状を呈したりする人がいます。

病気になったことはうれしいことではありませんが、病気になったからといって病人になるわけではありません。

病気になっても、普通の人と同じように、人と交流したり、働いたり、楽しんだりしている人をこれまでにたくさん見てきました。

いまたまたま病気になっているけれども、「あなた」であることは病気になる前もなった後も変わりありません。「病気」イコール「病人」ではないのです。

治せるがんなら治したらいい。しかし、再発や転移を繰り返して治しようがないがんは、不良息子と一緒で今後どう接していくか考えるのが最優先です。戦う、無視する、共生する、共存する。

いくつもの選択肢がありますが、あると困るものでも、消しようがないのなら、存在だけは認めてあげるといいでしょう。

別に仲良くする必要はありません。一緒に生きていこうと覚悟を決める必要もありません。ただただ相手の存在を認める、それだけでいいのです。

つまり「共存」です。

共生と共存は似ているようで大きく違う点があります。共生とはギブ&テイク、相手の足りない部分を補いながら生きることをいいます。対して共存は、二つ以上のものが同時に存在することを指します。共存には、共生に見られるような関係（ギブ&テイク）はありません。

病気で悩んでいる人は、「病人」という座席に座って、そこから見える景色が世界のすべてと考えているのではないでしょうか。

もしそうだとしたら、いったん「病人」という席から離れて、あなたの周りを見回してみてください。ずっと大きな世界が広がっていることに気づくでしょう。

あると困るものでもその存在を認める。

私たち人間だけができる高尚な行為です。

あって困るものでも
存在は認めてあげる。

受け入れることで
はじめて見えてくるものがある。

# 5章

# 最後に残るものは、人とのつながり

## 集団の中ではじめて「自分」がわかる

「教育とはすべてのものを忘れた後に残るものをいう」

この名言を聞いて思い出すことがあります。病理学者・吉田富三の教え子たちの言葉です。

教え子たちは言います。「先生から教わったことはほとんど覚えていません。ですが、たった一つだけいまもはっきりと覚えていることがあります」と。

彼らがいまも覚えていること、それは次のようなものです。

「ロビンソン・クルーソーのように無人島で一人で暮らしていたらその人がいい人なのか悪い人なのかはわからない。集団の中に置かれたときにどんな行動を起こすかでその人のことがはじめてわかる」

はたして自分はどういう人間なのか。

いったい自分の役割や使命は何なのか。

家に閉じこもって悶々と考えているだけでは見つかりません。

自分というものは、社会の中に身を置いてはじめてわかる。集団の中で過ごしてみて、人との差が明らかになり、「自分」という存在が浮き彫りになる。

がんになったから、仕事がなくなったから、仲間や友だちができないからといってずっと閉じこもっていては、無人島で一人暮らすロビンソン・クルーソーと一緒です。孤島に住んでいる限り、自分を見失ったままです。

「自分」という存在は、社会の中で見つけ出すものです。

街へ出ましょう。

無人島に住んでいる限り、
自分を失ったままになる。

人生の役割は、
家に閉じこもっていては見つからない。

# 一人になることを恐れない

私は島根県の鵜峠《うど》で生まれました。鵜峠は日本海に面した小さな村です。食料品や雑貨を売っているお店が数軒あるだけのとても寂しい場所でした。

私は、物心がつく年齢までこの小さな村で育ちました。学校では、先生や友だちたちとわいわいがやがややっていましたが、授業が終わると一人になります。一人になると私はよく考えごとをしました。いまとなっては何を考えていたのか定かではありませんが、一人でいることを特に寂しいと感じたことはありませんでした。むしろあの頃は一人でいることが当たり前でした。

いま日本人の多くが一人になることを恐れています。いつも誰かとつながっていたいと願っています。みんなに関心を持ってもらわないと悲しくなります。自分は無視されているんじゃないか、自分は嫌われているんじゃないか、自分には価値がないんじゃないかと一人不安におびえています。

昔は「一人でもがんばるんだ」と気概を持った人が多かったように思えます。家に帰ったら勉強をする、読書をする、何かの練習をする。ところがいまは家に帰っても誰かとつながっていたいとソーシャルメディアから片時も離れられない。

フェイスブック、ツイッター、ライン——私はいずれもやっていません。唯一、日記代わりにつけているブログがありますが、私のブログは基本的に一方通行です。読者からの感想やコメント欄は特に設けておりません。

周りの反応に一喜一憂したくないからです。

フェイスブックやツイッターを始めると、どうしても相手の反応が気になります。だから私はやっていません。同業の中にもやっている者は大勢いますが、私は距離を置いています。

確かに人の評価は大切です。しかし、評価ばかり気にしていると軸がぶれます。自分のやりたいことができなくなります。それでは本末転倒です。


ソーシャルメディアによって一人になる時間を奪われることも問題です。

自分とは何者か？　自分の役割は何か？　自分の使命は何か？

その答えを得るためには、集団の中で「自分」というものを知り、一人になってとことん考え抜かなければなりません。自分の存在や役割や使命といったことは、他の人と一緒にいるときには考えられないからです。


孤独な時間は生きていくために欠かせないものです。孤独なくして、自分に与えられた役割や使命を見つけるのは難しいでしょう。

孤独を恐れることはありません。

# 集団の中で自分を知り、一人になって考え抜く。

周りの評価ばかり気にしていると
自分らしい生き方ができなくなる。

## あなたのことを想ってくれる人が世の中に一人はいる

いまは冷たい家族や冷たい親族に悩まされている人が多いから、人は温かい他人を求めています。温かい他人とは、たとえば近所のおじいさんやおばあさん。血のつながりはないけれども、あなたに関心を持って少し離れたところから見守ってくれる人たちのこと。

がん哲学外来やカフェに来られるのも、温かい他人を求めている人たちです。誰でもいいから、自分に関心を持ってくれる人がいる人は強い。がんになっても最後まで見捨てずそばにいてくれる人がいるとがんばれます。

私が子どもの頃は、自分のことに関心を持ってくれる人が必ず一人はいたものです。親類でもなんでもない近所のおばあさんが、私のことを「おきちゃん、おきちゃん」と呼んでくれて、「お母さん、この子は大丈夫だよ。学校を卒業したらきっと立派になるから大丈夫だよ」と私の存在を認めてくれました。

新渡戸稲造にとっては、祖父がそのような存在だったようです。祖父は、稲造の両親に言ったそうです。

「この少年は一つ間違えば不良少年になるかもしれない。だが仕立て方によっては後世に名を残すかもしれないから、どうか気をつけて十分教育してもらいたい」

温かい他人は、自分の生活とは関係のないところに求めるといいでしょう。まったく知らない人たちの中に身を置いたほうが心が安らぎます。

仕事で疲れたら、同業者と語らうのではなく、異分野の人たちを探したほうがいい。職業が近いとジェラシーが生まれます。

子どもが学校に通っているのなら保護者会やＰＴＡに参加するのもいい。いままで付き合いのなかったところに探しに行きましょう。

本当にいいものは街の中にあります。積極的に探しに行けば、きっと誰かいい人が見つかるでしょう。この広い世の中、あなたのことを想ってくれる人が一人はいます。そういう人が一人でもいることで私たちは強く生きられます。

# 30メートル後ろから見守ってくれる人がいれば人は強く生きられる。

いままで付き合いのなかった場所に
あなたが必要としている「出会い」がある。

# 相手が間違っていても否定しない

私たちに必要なのは正論よりも配慮です。

正論はときに相手の心に冷たく響くことがあります。

必死にがんばっている人に「もっとがんばらないとダメだぞ」。

食欲のない人に「もっと食べないと元気になれませんよ」。

余命告知を受けたばかりの人に「あきらめたら負けですよ」。

どれも正論です。間違ってはいません。しかし、受け取った相手はどう思うでしょうか。私たちは冷たいものよりも温かいものを求めています。

正論は二の次です。

相手の心を慮《おもんぱか》って、温かい言葉を投げることが肝心です。

万が一、相手が間違っていたとしても、頭ごなしに否定しないこと。このときもやはり正論よりも相手に対する配慮が優先です。

あなたの周りにもいませんか。人の悪口ばかり言ってくる人が。医者の中にもいます。「あの病院は○○だからダメだ」とか「昨日来た患者さんは××で参った」などと、聞きたくもないことをわざわざ話してくるのです。

こういったときにどう対応したらよいでしょうか。

相手の言葉を否定せず、かといって同意もせず、「ああ、そうか」で終わりにすればいいでしょう。どうでもいいことだから、放っておけばいいのです。

人の悪口を言っても、その人の心が満たされることはありません。

ノミやシラミがチクッと刺したに過ぎないと思って聞き流してしまいましょう。

人間に必要なのは
正論よりも配慮、
人は温かいものを
求めている。

人の悪口を言っても
心が満たされることはない。

# 誰かを3分間ほめ続けられるか?

いまの時代は何でも評価、評価。私たち大学の教授ですら学生たちから評価される時代です。評価にはよい部分を見て足していく方法と悪い部分を見て引いていく方法がありますが、たいていは欠点を見出すことに力点がおかれています。

いわゆる減点法です。

減点法に慣れてしまうと、相手をほめることが苦手になっていきます。結果として、相手をほめ切ることのできない人間が増えていきます。

いまの若者たちが尊敬できる人物を持てなかったり、年長者や先輩たちを敬う心が薄れてきているのは、何でも評価の対象にしてしまう時代性が影響しているのかもしれません。

私は人の面接を頼まれることがあります。まず書類審査があって、次が面接です。私は書類審査はあまり重要視しません。書類では本当のことがわからないからです。よほどのことがない限り、みな同じぐらいの点数をつけます。

私は面接重視です。会って話を聞くことでその人物が本物かどうかわかります。

面接ではたとえばこんな質問をします。

「あなたのご両親、お父さんでもお母さんでもかまいませんので、よいところを3分以内でお話しください」

すると「お父さん（お母さん）は立派な人です」などと始まって、具体的にどこがどのように立派なのか、本題に入っていきます。

ここでほとんどの人が「私の両親は本当に立派な人。しかし……」と続けます。

100人に聞けば99人がそうなります。

3分間ほめちぎれる人は本当に少ない。おそらく観察力を試されていると思うのでしょう。いいところばっかり話していたら自分の観察力を疑われるかもしれない。だからよい部分ばかりではなく、悪い部分も話しておこう。

私が見ているのはこの部分です。私は、一人の人間を3分間ほめちぎれる人物を高く評価します。誰かを尊敬するということはそういうことだからです。

「尊敬する人物は誰ですか」と聞かれて、「しかし（But）」を使わずにほめ切ることができる。悪い点を知っていながらあえて言わない。

これこそ本物の人物です。

心から尊敬できる人を持った人は幸せな人だと私は思います。

「しかし」を使わない。
誰かを尊敬するとは
そういうこと。

相手の悪い点を知っていても
あえて口にしない。すべてを受け入れる。

# まず目の前の人を大切に想う

がん哲学外来にはさまざまな悩みを持った方が来られます。その中でも一番多かったのが家族や親族関係の相談です。病気になったことで、これまで表面化していなかった人間関係のひずみが露《あらわ》になってくることがあります。

たとえば「夫がそばにいるだけで苦痛」「もう顔を見るのもイヤ」「30分間一緒にいるのさえ耐えられない」と訴える奥さんが全体の3割にものぼります。

私からすると日本の男性は心が冷たい。特に家族に優しくないように思えます。きっと人生の優先順位が狂っているからでしょう。

これまでは会社や仕事が最優先事項だった。妻や家族のことは2番目以降。おろそかにしがちだった。病気になるとそれが目立ってくる。

元気なときは問題に気がつきにくいものです。そもそも「人生で本当に大事なことは何か」と考えることがない。病気になったり、大きな困難に直面したときにはじめて「自分にとって何が一番大切か」を考え始める。

別にそれはあなたに限った話ではありません。多くの人が、ここではないどこか遠く、まるで絶対に手の届かない「北極星」を追い求めています。

本当にいいものは遠くには見つかりません。遠くにばかり手を伸ばすのはやめて、自分の足元を懐中電灯で照らしてみましょう。

本当に大切なものはもっと身近なところにあります。遠くにいて見えない人を想うよりも、目の前でいつも寄り添ってくれている人を大切にしましょう。

遠くばかり想うから、仕事とか会社とか地位とか名誉ばかりに目が向いてしまうのです。もっと目の前にいる人に関心を向けてみてください。

いままで無視してきた身近なところに関心を持つと関係が変わります。

本当にいいものを見つけた人は、心が、人生が、豊かになります。
目の前の人を大切に想い、見えない人にはもっと無頓着でいいんです。
本当にいいものは目の前にあります。

# 病気になって
# はじめて
# 人生の優先順位に気づく。

遠くばかり見ていると、
近くが見えなくなる。

# 人からの嫌みは、ノミの一刺しに過ぎない

人の悪口ばかり言う人。人に嫌みばかり言う人。どこにでも一人はいます。面談に来られる方の中にも、嫌みや悪口で頭を悩ましている人がいます。

いつの時代も変わらない悩みですね。

悪口や嫌みに辟易《へきえき》している人には次のような話をします。

「そういうことで一喜一憂しても何も解決しないよ。注意して相手が変わってくれるのならいいけど、人はそう簡単には変われないからね。

そういうときは、相手を無視したほうがいいんだよ。ノミやシラミにチクッと刺されたに過ぎない、と思って黙ってお茶でも飲む。命に別状はないんだからただ放っておくといいよ。30秒も我慢すればだいたい相手は去ってしまうから。

それでも我慢できないときはこう思いなさい。『どうせ人は死ぬんだから』。そうすれば30秒なんてあっという間に過ぎますよ」

人から悪口や嫌みを言われたときは「目下の急務は忍耐あるのみ」です。歯を食いしばってほめる。黙って下を向いて、心の中で「さよなら」すればいい。

黙って聞いていたらエスカレートして手が付けられない。何か一言、言い返さずには終われない。そのときは慎重に言葉を選んで一撃を加えてもいいでしょう。

たとえば「くだらない」。

これはダメです。国会の答弁で「くだらない」と発言した人物がいるようですが、「くだらない」では相手がヒートアップして終わりです。

「わかりました。どうもありがとうございます」はどうでしょうか。

効果ありです。「あなたに会うのはこれが最後です」と最後通牒《つうちょう》を突きつけることができます。きっと相手はむなしさを感じて口をつぐむことでしょう。

言いたいだけ言わせておいて、「わかりました。もうけっこうです。それじゃあ、さよなら」と自分からその場を去っていくのもいいですね。

たいがい文句を言ってくるのは寂しい人間です。寂しいから他人にちょっかいを出してきます。あなたにかまってほしいのです。

だから逆に「あなたのことは相手にしません」とわからせてやる。これが一番です。ただし、これらはあくまでも最終手段。たいていのことは「ノミやシラミの一刺しに過ぎない」と黙って我慢していれば「時」が解決してくれます。

悪口や嫌みは相手にしない。
目下の急務は忍耐あるのみ。

我慢し切れないときは、
「あなたのことは相手にしません」と
わからせる。

# 愛をことさら起こすなかれ

愛をことさら起こし、「やらなければ」という義務感が先に立ってしまうと、あまりよい結果を生みません。かえって相手を傷つけてしまうこともあります。

3・11のボランティアとして複数の人が私の家にやってきました。うちで一泊し、翌朝、被災地へと向かうためです。

出発当日、みんないつもと変わらぬ明るい表情。ところがある青年だけは昨日の笑顔はどこへやら、悲愴な面持《おもも》ちで口数も極端に減っていました。

被災地についた一行は1週間、生活環境も十分に整っていない中ボランティア活動に打ち込みました。ただし例の青年のほうは、2、3日もすると自宅へ帰ってしまったといいます。

困っている誰かのために何かしてあげたい。気持ちは高尚なものですが、義務感や強迫観念から生まれたものは長続きしません。

聖書に「ことさらに愛を起こすなかれ」という言葉があります。「ボランティアに行かなきゃ、ボランティアに行かなきゃ」と愛をことさらに起こしても、心の準備ができていないうちは時期尚早です。自分から積極的に行きたいと思えるようになってからでも遅くはありません。

それに、あなたがやらなくても、他の誰かがやってくれます。あなたは、いまのあなたができることをやればいい。たとえば被災地に行く人をバックアップしたり、被災地向けの募金をしたりするのでもいいでしょう。

愛をことさら起こすなかれ。

自然に「やりたい」「行きたい」気持ちになるのを待ちましょう。

それまでは放っておいて大丈夫です。

そのときが来るまで
放っておいたほうが
よいこともある。

たとえ困っている人のためでも
心の準備ができるまでは
無理にやろうとしない。

# 本当に正しい言葉は人を傷つけたりしない

本当に正しい言葉には遠慮がありません。

遠慮がないけれども、相手を傷つけることもありません。副作用ゼロの言葉の処方箋。その瞬間は心にグサリと刺さるかもしれませんが、あとから効き目が現われて気持ちが前向きになる。

これが私の考える「本当に正しい言葉」です。

がんで入院中の患者さんに向かって「がんばって闘ってください」「あきらめたら負けですよ」は配慮が足りません。

「すぐによくなりますよ」「たいしたことがなくてよかったですね」は配慮はあ

りますが、遠慮しすぎです。きれいごとや当たり障りのない言葉は心に響きません。嘘っぽく聞こえてしまいます。

がん哲学外来では、患者さん一人ひとりに言葉の処方箋をお渡しします。以前もお話ししたように、患者さんの話を聞くだけでは悩みを解消できないからです。多くの場合、偉人たちの言葉を贈ることにしています。偉大な人物たちの言葉は、配慮はあるが遠慮がありません。相手を傷つけることなくエンカレッジ（元気に）してくれます。

日本の病理学の父と称される山極勝三郎の言葉に「目下の急務はただ忍耐あるのみ」があります。がんになると「仕事」「お金」「家族」「将来」など、さまざまなことに頭を悩ませ、治療に専念できない人が出てきます。薬の副作用に苦しみ、このまま死んでしまいたいとさえ思う人もいます。

そのようなときに処方するのが「目下の急務はただ忍耐あるのみ」です。

「がんばって」や「あきらめないで」と意味は似ていますが、言葉に込められた覚悟とでもいうのでしょうか、言葉の持つ重みが違います。

そして何より、心の中で何度も繰り返し唱えることができます。


がん哲学外来を訪れる患者さんたちは遠慮しない言葉を求めています。遠慮しない言葉のほうが、患者さんの心に確実にヒットします。これまで3000人以上の患者さんやそのご家族にお会いしてそのことを学びました。

# 配慮はうれしい。
# 遠慮はさびしい。

きれいごと、
当たり障りのない言葉は口にしない。

# 出会いが人を、階段を上ったかのように成長させる

「我を生みしは父母、人たらしむは師」（新渡戸稲造）

よき師との出会いは人を大きく成長させます。

私は30代のときに米国のがんセンターに留学しました。当時、私が所属していたがん研究所の恩師・菅野晴夫先生が「紙と鉛筆でサイエンスがどこまでできるかを学んでこい」と送り出してくれたのです。

どこにいても試験管レベルの（技術的な）研究はできますが、研究者としての姿勢や考え方には出会った人や環境が大きく影響してきます。

アメリカでは、アルフレッド・クヌドソン博士のもとで学びました。博士は「がん遺伝学の父」と称される人物で、遺伝性がんの発症メカニズムを解明し、

多大な業績を上げた方です。

私は先生から次のようなことを学びました。私はこれを「競争的環境で個性を輝かせるための5箇条」と呼び、いまも大事に守っています。

1、複雑な問題に立ち向かうときは、焦点を絞って単純化するといい
2、自らの強みを基盤とする
3、なくてはならないものはそれほど多くはない
4、なくてもいいものに縛られるな
5、レッドヘリング（人の注意をそらせて間違った方向に導く）に気をつけろ

クヌドソン先生との出会いは、私の人生における階段を一段上った経験です。私はあのときに一気に身長が伸びた気がしました。人生の階段を一つ上ったとあとから実感しました。

ヘレン・ケラーの人生は、家庭教師アニー・サリバン先生との出会いによって大きく変わりました。たとえ彼女のように三重苦を背負っていても、出会いによって人生の目が開けることがあります。

私は患者さんにとって「がんになったこと」も階段を一段上る経験と考えています。がんになったこと自体はマイナスかもしれませんが、それをきっかけに自分の人生を見つめ直したり、人生を大局的に見られるようになる。そう考えると病気になったことも一つの出会いとみなせるのではないでしょうか。

「教育は人間個人から単数、複数の人間個人にしか伝わらない『いのち』のようなものです」

南原繁の後、東大総長を務めた矢内原忠雄の言葉と記憶しています。

出会いが人を、階段を上ったかのように成長させます。

病気になったことも、
自分を成長させる
出会いと考える。

マイナスなことでも、
自分の人生を見つめ直す機会になる。

# 6章

# 小さな習慣で
# 心が豊かになる

## 「いい」と思うことは人に相談せずにやる

人に相談してばかりいたら「いいこと」は始められません。

本当に「いい」と思えることは誰にも相談せずにパッとやったらいい。

がん哲学外来を始めようと思ったとき、私は信頼のおける二人の恩師に相談しました。すると二人とも「それが実現したら快挙」と高く評価してくださいました。で、すぐにがん哲学外来をスタートさせることにしたのです。

太い血管が切れると人は30秒で死に至ります。そのような局面で人に相談したり、迷っている時間はありません。このとき求められるのは速効性と英断だけ。

人に相談せずに始めるにはそれだけの覚悟が必要です。つまり「胆力」です。あれこれと文句をつける輩《やから》がいたら、南原繁に倣って「私がいいかげんに見えるか！」などと喝破してやったらいい。

自分を弁護するような態度を取ると相手につけ込まれます。

また、始めた動機がなんであったかも重要です。自分のためにやっているのか、人のためあるいは社会のためにやっているのか。

自分には何もできないと思うなかれ。どんな境遇にあってもできることがある。たった一つの塩基ががん化の原因をつくるように、一人の人間が地球を動かすことはできる。私はそう信じています。

私もがん哲学外来を一人で始めました。それがいまや全国に80箇所以上の拠点（がん哲学外来メディカルカフェ）を構えるまでになっています。目標は人口1万5000人に対して1箇所ですから、まだまだ目標（全国8000箇所以上）

には程遠い状況ですが、これほど短期間にここまでの広がりを見せるとは思ってもいませんでした。

本当にいいことをやっていれば必ず同好の士が現われます。どれだけ言葉を尽くしても人は簡単には動いてくれません。行動してはじめてその気になってくれます。人は説得するものではなく、その気にさせるものです。私はがん哲学外来の発起人でありますが、大きくしてくれたのはこの活動に共感し、サポートしてくれた人たちです。

ずいぶん前からNHKをはじめとするマスメディア各社が、がん哲学外来のことを取り上げてくれています。この事実すらもすでに私の思いを超えています。自分のオリジナルで流行をつくれ。吉田富三とは、こういう人であったと菅野晴夫先生に学びました。

本当にいいことは社会的現象になります。

人は説得するものではなく、
その気にさせるもの。

一人の人間が
地球を動かすこともできる。

## 難しいことはみんなでやる

月に1回、地元の東京・東久留米で読書会をしています。取り上げる書物は、新渡戸稲造の『武士道』や内村鑑三の『後世への最大遺物』などです。

２００７年からスタートして２０１５年の今年で9年目に入りました。参加者はいろいろです。患者さんやそのご家族の他、お医者さんや主婦や学生さんもいます。

毎回、20人前後の方が一つの大きなテーブルを囲んで向き合います。新渡戸の『武士道』、内村の『後世への最大遺物』『代表的日本人』、手に取ったことがある方はご存じのように非常に難解です。一読して理解できる人はまずいないでしょう。

だからこそ、読書会をやる。難しくて一人では読めない本は、みんなで集まって読むといいんです。

読書会では、まず誰かに音読してもらいます。それが15分ぐらい。その後、参加者全員で読んだパートについてディスカッションしてもらいます。

ディスカッションといってもざっくばらんなもので個人的な感想や意見が主。自由に発言してもらいます。そのあたりが、内容をこと細かに分析する「勉強会」とは様子が違います。

『武士道』も『後世への最大遺物』『代表的日本人』も1回読んでわかる本ではありませんし、読書会に参加したからといってすぐにわかるようにはなりません。でも、それでもいいんです。わからないことは、わからないでいい。

どんな本でもそうですが、最後まで読み切ったときに「ほのぼのとした達成感」が味わえます。私の読書会では、何よりもそのことを大事にしています。

一人で読んでも、みんなで読んでも、最後まで読み切れば、自宅や職場で「私、新渡戸の『武士道』を最後まで読んだんですよ」と自慢できるでしょう。

それが大事なのです。

私にとっての読書会は、一つの思い出づくりです。参加者のみなさんのよい思い出となってくれればそれでけっこう。内容が理解できたかどうかはまた別の話。一人でできないことは、みんなで集まってやる。そしてほのぼのとした達成感を味わう。それは読書に限りません。

難しいことは、みんなで集まってやればいい思い出になりますし、長く続けていくことができます。

性急に成果を求めず、
ほのぼのとした
達成感を大事にする。

誰かと一緒にやれば
いい思い出になる。

# 日々の出来事を丁寧に観察する

週に1回、800字ほどの短い文章を書くことを習慣にしています。きっかけは小学校5年生のときに担任の先生から「日記をつけなさい」と言われたことです。以来、ずっと日記（いまではブログ）を書き続けています。

文章を書く習慣を持つと、日々の出来事を丁寧に観察するようになります。それは生物学者が研究対象をスケッチするのに似ています。記録として残すだけなら写真で十分ですが、それでは観察力が養われません。

書くときのポイントがいくつかあります。紹介しましょう。

1、時系列に沿って書くこと。1週間にあったことの中から代表的な出来事を3つほど選んで、起こったことを順番に書いていく。

2、出来事に対する感想や意見は書いてもよいが、できるだけ反省はしないこと。反省なんて始めたら後悔の念でがんじがらめになってしまうし、過去を振り返っても仕方がない。過ぎたことは放っておけばいい。

3、文字数は自由に決めてかまわない。最初は200字ぐらいから始めて書けるようになったら800字程度まで増やす。

がん哲学外来に面談に見える患者さんにも「書くこと」をすすめています。日々の出来事を観察することで、自分以外のことに関心が向くからです。自分の内なるものばかり書いていても気は晴れません。心が外に向かわないと人は元気になれないのです。

こうしてしたためた文章はブログとして公開してもよし、しなくてもよし。もし公開する場合は読者からのコメントは受けないほうがよいでしょう。相手の反応に一喜一憂しないためです。

日記をつけることで
一日一日を
丁寧に生きられるようになる。

「書く」という行為には、
心を外に向かわせる効果がある。

# 経験よりも読書から学ぶことが多い

20代の頃から毎日30分間の読書を習慣にしています。読む本は、若い頃からあまり変わりません。内村、新渡戸、南原、矢内原らの著作です。

読んで印象に残った箇所には赤線を引きます。これまでに幾度となく同じ本を読んできましたが、赤線を引く部分はそれほど変わりません。

赤線を引いた部分が、患者さんへの言葉の処方箋となります。

先日、NHKの『特報首都圏』という番組でがん哲学が取り上げられました。その際、番組のコメンテーターとして出演されたノンフィクション作家の柳田邦男さんが私の「若き日からの読書習慣」を取り上げてくださいました。すると早速、番組を見た複数の方から「いたく感銘した」というメールをいただきました。

患者さんたちに「先生は怒ったり、困ったり、悩んだりすることはないのですか？」とよく聞かれます。もちろん私にだってあります。嫌なことや、大変なこと、日々いろいろなことがあります。でも、そうしたことは無頓着にすぐに忘れてしまいます。正確にいうと「ほっとく」ようにしています。

決してないわけではありません。現実には起こっています。

にもかかわらず、頓着しない。日々問題はありますが、無関心でいる。

人間はみな同じです。同じように怒り、悲しみ、悩む。違うのは、その後です。怒ったり、悲しんだり、悩んだりした後にどんな反応をするのか。そこにその人の器が表われます。

私は読書を通じて「反応」の仕方を学んできました。しかも、多くのことを自分が経験するよりも前に読書を通じて知識として知りました。

だからでしょう。私は、自らの経験からよりもずっと多くのことを読書から学んだと感じています。本は私の人生にとって欠かせない存在です。

いい友を求めようと思っても求められない人がいます。

同じように、人生の師を求めようと思っても求められない人がいます。

その点、いい読書は誰にでもできます。

よい師、よい友、よい読書——人生の三大邂逅《かいこう》のうち、最後の最後に一人でできるのは読書です。

私たちは自らの経験からよりも多くのことを本から学ぶことができます。

必ずしもよい師やよい友が
得られるとは限らない。
だがよい読書は
誰にでもできる。

経験よりも先に本を通して
困難への対処法を学んでおく。

# 歯をくいしばって人をほめる

人をほめるのが苦手な人がいます。これまで人をほめる訓練をしてこなかったのでしょう。人をほめるという行為は、相手をよく観察して、頭で理解して、ほめるのではありません。瞬間的な行為です。

あれこれ考えてはいけません。逆に相手のあらが見えてきます。どんな人にも一つや二つの欠点があるのだから当たり前です。

誰かをほめるときは瞬間的にほめましょう。

妻のつくってくれた食事がおいしかったら「おいしかった」。

お茶を出してもらったら「ありがとう」「サンキュー」。

ありがとうもサンキューもほめ言葉の一つです。

末期がんの夫を最期まで献身的に看病し続けた奥さんが私に打ち明けました。

「治療の甲斐《かい》もなく、夫が旅立ってしまったことは悲しい。でも、二人で最後まで必死にやってきました。ですからそのことに悔いはありません。

おかげさまでだいぶ気持ちの整理もつきました。ただ、一つだけ残念なことがあります。夫の口から『ありがとう』の一言が聞けなかったことです。

最後に『ありがとう』と言ってくれたら私はどんなに報われたことでしょう。

いまもそのことだけが心残りです」


相手に何かをしてもらったら、一言、ポジティブなことを言う。ほめるのが苦手な人は、それこそ歯を食いしばってほめてください。

たった一言でいい。それでおしまい。

「ありがとう」の言葉をもらった相手は、それだけで気持ちが安らぎます。

末期がんで亡くなった男性もきっと「ありがとう」と妻をねぎらってあげたかったのでしょう。でも難しく考えて、言う機会を失ってしまった。

私にはそのように思えます。

相手の気持ちや行動をありがたく感じているのなら、素直に「ありがとう」と口に出しましょう。「ありがとう」が言えるようになったら、人間としての存在を認めましょう。それが歯をくいしばってほめる、ということです。

いつも怒っていたり、憎んでいたり、避けていたりしたら、人は去っていきます。自分から積極的に相手を許していかない限り、ずっと一人ぼっちです。

いろいろなことを許し、受け入れるため、歯を食いしばって人をほめましょう。

何かを受け入れれば、何かが与えられます。

何かを受け入れれば、
何かが与えられる。

怒りや、憎しみといった感情を
持ち続けていると
人は離れていくばかり。

# 空っぽで、気軽に立ち寄れる場所をつくる

悩める患者さんが、誰でも、遠慮なく、気軽に立ち寄れる場所をつくろう。

こうして始まったのが、がん哲学外来メディカルカフェです。現在、全国に80箇所ほど設置されています。もちろん料金は無料です。リラックスした雰囲気で、患者さんやそのご家族と、私たち医療関係者が向き合って対話できる空間を目指しています。

「遠慮なく集まれる場所をつくろう」というとき、最初からあれこれ決めてしまうのは逆効果です。硬くなって話がなかなか進まないからです。

器だけ用意して、中身は空っぽがいい。それこそがん哲学外来のように、テーブルと椅子とお茶とお菓子さえあれば十分です。そこに温かい他人（スタッフ）

が集まれば、訪れた人たちの心を満たすことができます。

昨日まで元気だった人が、一夜にしてうつ的な状態に陥ることがあります。そうした人たちが、ふらっと足を運べるような場所がもっともっと必要です。

立派な場所に救いを求めるのもいいでしょうし、華やかな場所に行って元気をもらうのもよいでしょう。ただし、それらは誰でも行ける場所ではありません。人によっては緊張を強《し》いられるかもしれません。

新渡戸稲造は、第一高等学校の校長をしていた頃、学校の近くにアパートを借り、悩める学生たちのために開放していました。東大総長だった矢内原忠雄は、本郷通りに悩める学生たちのためのカフェをつくることが夢でした。

私は二人に倣い、がん哲学外来やメディカルカフェをスタートさせました。その根底にあるコンセプトは「誰もが気軽にふらっと行ける場所で、そこに行くと何かを見出すことができる」です。そんな私の思いに共感してくださった方々の力によってメディカルカフェは運営されています。

最初から
中身が決まっていると
人は身構えてしまう。

気軽に寄れる場所が
人生の苦しみを和らげてくれる。

# 忙しそうにしていると、人は心を開かない

がん哲学外来では、コンピュータもカルテもノートもペンも使いません。私と患者さんの間にあるのは、基本的にお茶とお菓子だけ。

そして私はいつも暇げな風貌をして、偉大なるお節介をやく。

これががん哲学外来のコンセプトです。

「3時間待ちの3分間診療」と揶揄されるように、昔から大きな病院のお医者さんは忙しすぎます。一人の患者さんにかける診療時間がこれほど短いのは、できるだけ多くの患者さんを診るためなので仕方のないことですが、椅子からお尻が5センチも浮いて見える、忙しげな人に胸襟を開くことはできないでしょう。

その点、私には余裕があります。決して暇というわけではありませんが、自分

のペースで時間のやりくりができ、相手に合わせやすいのです。

新渡戸稲造は「大人物は田舎からしか出ない」と言ったそうです。理由は「忙しい都会人に比べて、田舎に住んでいる人には時間的な余裕がある。余裕があるから、物事をじっくりと考えられ、世間の枠にとらわれない自分のオリジナルの流行をつくれる」からです。

インターネットやスマートフォンの普及などで、昔とはだいぶ状況は違いますが、いまも昔も「暇な」ことには価値があります。

みんなもっと暇になったほうがいい。忙しすぎるのなら、他の人に頼めばいい。するとと自分のやるべきことが減って暇になります。

自分がやらなくても誰か他の人がやってくれるものはたくさんある。そのようなものは全部人に譲ってしまえばいいのです。

部下が自分を慕ってくれない。別の部署の人間に仕事の相談をしている。家族との会話がほとんどない。悩みごとがあっても自分には話してくれない。もしかするとそれは、あなたがいつも「忙しげな風貌」をしているからかもしれません。

相手の話を聞くときにパソコンの画面を見たままだったり、何か別のことをしながら話を聞いていたり、話を聞きながらときどき時計を見たりしてはいませんか。忙しそうにしていると、人は心を開いてくれません。

さらに脇を甘くしておくと完璧です。

脇を甘くするということは身構えないこと。脇の甘さがないと相手は怖がってなかなか懐に飛び込んでくれません。

暇げで、
脇の甘い人に
人は心を開く。

暇には素晴らしい価値がある。
周りの人のために暇をつくる。

# 人生に疲れたらお墓に行くといい

人生に疲れたらお墓に行くといい。

お墓に行って人生のむなしさを知るといい。

人生を死から見つめ直すことで忍耐が生まれます。忍耐ができると品性が生まれます。品性が持てると生きる希望が湧いてきます。

どんなに偉い人でも必ず死にます。死ねば座布団1枚分の墓場しか残りません。

かつて私は人生に疲れると多磨霊園を散歩することにしていました。多磨霊園には私の敬愛する新渡戸稲造や南原繁のお墓があります。

生きているときにどんなに華やいでいようと、死ねば座布団1枚程度のお墓に入ることになります。それは新渡戸や南原のような人物であっても変わりません。

私が新渡戸や南原らの本を何度も繰り返し読むのは、彼ら先人たちの会話を立ち聞きするためです。すでに亡くなった人たちですから、直接、教えを乞うことはできません。ですが、本を通じて彼らの話を「立ち聞き」することはできます。

実は、お墓へ行くのも同じ理由からです。

新渡戸や南原が眠る霊園へ行き、座布団1枚分しかないお墓を前にして、これからの自分の人生（生きる基軸）について考える。

たとえ疲れていたり、悩みごとがあったりしても、「誰でも死んだらこうなる」と改めて知ることで不思議と心が癒されていきます。

所詮私たちには
座布団1枚分の
墓場しか残らない。

あなたも私も最後は
みな同じ場所に帰っていく。

本書を、わが師
菅野晴夫先生、Alfred Knudson博士へ捧ぐ

〈著者プロフィール〉
**樋野興夫**（ひの・おきお）
1954年、島根県生まれ。医学博士。順天堂大学医学部、病理・腫瘍学教授。一般社団法人がん哲学外来理事長。米国アインシュタイン医科大学肝臓研究センター、米国フォクスチェースがんセンター、癌研究会・癌研究所実験病理部部長を経て現職。2008年、「がん哲学外来」を開設。がんで不安を抱えた患者と家族を対話を通して支援する予約制・無料の個人面談を行うなど、医療現場と患者の間にある「隙間」を埋める活動を続けている。肝がん、腎がんの研究での功績が認められ日本癌学会奨励賞、高松宮妃癌研究基金学術賞などを受賞している。著書に『いい覚悟で生きる』（小学館）などがある。

明日この世を去るとしても、
今日の花に水をあげなさい

2015年8月5日　第1刷発行
2015年8月25日　第3刷発行

著　者　樋野興夫
発行人　見城 徹
編集人　福島広司

GENTOSHA

発行所　株式会社 幻冬舎
〒151-0051　東京都渋谷区千駄ヶ谷4-9-7
電話　03(5411)6211(編集)
03(5411)6222(営業)
振替00120-8-767643
印刷・製本所　中央精版印刷株式会社

検印廃止


ISBN978-4-344-02800-5　C0095
幻冬舎ホームページアドレス　http://www.gentosha.co.jp/

この本に関するご意見・ご感想をメールでお寄せいただく場合は、
comment@gentosha.co.jpまで。